Rauch/Kruletz

Heilkräuterkuren

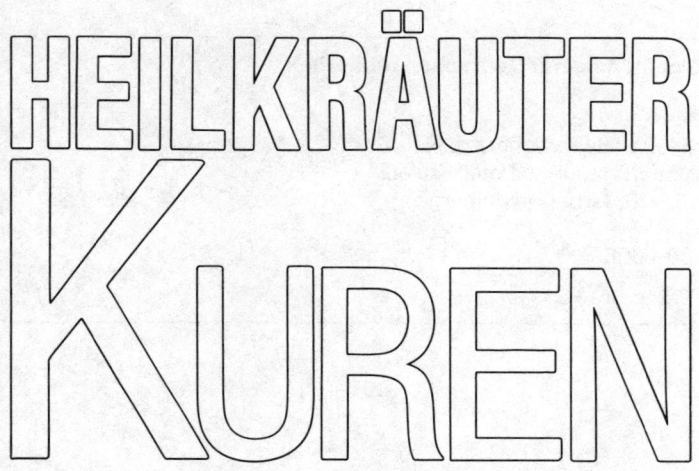

HEILKRÄUTER KUREN

Aus dem Schatz der Naturmedizin

Von Medizinalrat Dr. Erich Rauch
und Dr. rer. nat. Peter Kruletz

Mit 50 Abbildungen von Dr. rer. nat. Peter Kruletz

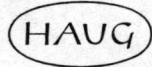

Karl F. Haug Verlag · Heidelberg

CIP-Kurztitelaufnahme der Deutschen Bibliothek

Rauch, Erich:
Heilkräuter-Kuren : aus d. Schatz d. Natur-
medizin / von Erich Rauch u. Peter Kruletz.
– 1. Nachdr., 6.–10. Tsd. – Heidelberg :
Haug, 1986.
  ISBN 3-7760-0808-3

NE: Kruletz, Peter:

Herstellerische Betreuung: Axel Treiber

© 1985 Karl F. Haug Verlag GmbH & Co., Heidelberg

1. Nachdruck · 6.–10. Tausend · 1986

Verlags-Nr. 8659 · ISBN 3-7760-0808-3

Abbildungen von Dr. rer. nat. Peter Kruletz, Villach

Gesamtherstellung: Konkordia Druck GmbH, 7580 Bühl/Baden

Inhalt

Teil 1: Grundsätzliches zu Heilkräuterkuren

Einleitung 13
Allgemeine Gesundheitspflege durch Heilkräuter 15
Was man über Flüssigkeitszufuhr wissen sollte 17
Praktische Hinweise 19
Sammeln, Trocknen, Lagern 22
Anwendungsmöglichkeiten von Heilkräutern 24
Die wichtigsten Zubereitungsformen 26
Warum und welche Heilkräuter? 29
Gesundheits-, Haus- und Familientees 31
Mineralstoffgehalt einiger Heilpflanzen 34

Teil 2: Heilkräuterkuren

I. *Frühjahrs- und Blutreinigungskuren* 39
    1. Die Frühjahrskur nach Kräuterpfarrer Künzle 40
    2. Frühjahrskur mit Brennesseln 42
       Tafel I: Kardinalmittel der Mild-Heilkräuterkuren 43
    3. Wildgemüse – Rohsalatkuren 48
       Bärlauch 49
       Kren oder Meerrettich und Schwarz- oder Bierrettich . . . 50
    4. Andere blutreinigende Kräuterkuren 50
       Löwenzahn 52
   Charakteristische Fälle 53
   Historisches 54

II. *Mund-, Zahnfleisch- und Rachenpflegekuren* 55
    1. Salbei 55
    2. Wegmalve 57
    3. Blutwurz 58
    4. Walnuß 60
    5. Wermut 61
   Charakteristische Fälle 61

III. *Schnupfen-, Halsweh- und Infektkuren* 63
    1. Knoblauch 64
    2. Infekttee 66
    3. Eukalyptus-Inhaliertee 67
    4. Majoran 68
    5. Schwitztee 68
   Charakteristische Fälle 69

IV. *Magenkuren* 70
    A) Bei akuten Magenstörungen 70
       1. Kamille 71

    2. Pfefferminze 73
    3. Gänsefingerkraut oder Anserine 74
    4. Magenwohl-Tee 75
    5. Melisse 76
    Charakteristische Fälle 77
B) Bei chronischen Magenstörungen 77
    a) Bitterpflanzen 78
       1. Bitter- oder Fieberklee 79
       2. Magenbittermischung 80
       3. Kalmus 81
       4. Schwedenbitter und Bitterelixier – individual 83
    b) Schützende Schleimpflanzen 84
       1. Wegmalve oder Käsepappel 84
    c) Wundheilende Pflanzen 85
       1. Ringelblume 85
       2. Beinwurz oder Schwarzwurz 88
       3. Magenheiltee stark 89
    Charakteristische Fälle 90

V.   *Leber-, Gallenblasen- und Bauchspeicheldrüsenkuren* 92

    1. Mariendistel 92
    2. Berberitze 94
    3. Schafgarbe 95
    4. Wermut 96
    5. Leberglätter-Tee 98
    6. Diabetesbehandlung unterstützende Kräuter 99
    Charakteristische Fälle 100

VI. *Darmkuren* 102

    1. Gänsefingerkraut oder Anserine 103
    2. Tausendgüldenkraut 104
    Tafel II: Die Kohlenhydratverdauung unterstützenden Pflanzen 105
    Tafel III: Die Fettverdauung unterstützenden Pflanzen 107
    3. Lein 108
    Tafel IV: Die Eiweißverdauung unterstützenden Pflanzen 109
    4. Vier-Windetee 111
    5. Stoffwechseltee 112
    6. Blutwurz oder Tormentille 112
    7. Schwedenbitter 113
    Charakteristische Fälle 113

VII. *Mastdarm- und Hämorrhoidenkuren* 115

    1. Gänsefingerkraut oder Anserine 115
    2. Schafgarbe 116
    3. Krampflösertee 117
    4. Beinwurz, Schwarz- oder Wallwurz 117
    5. Äußere Anwendung 118
    Charakteristische Fälle 119

VIII. *Nieren- und Blasenkuren* 120

    A) Nierenfunktionsverbessernde Heilpflanzen 121
       1. Liebstöckel oder Luststock 121
       2. Attich oder Zwergholunder 122
    B) Stoffwechselaktivierende Nierenmittel 124
       1. Birke 124
       2. Löwenzahn 126
       3. Wacholder 126
       4. Zinnkraut oder Schachtelhalm 127
    C) Entzündungswidrige Nieren- und Blasenmittel 130
       1. Goldrute 130
       2. Vier-Wässertee 131
    Charakteristische Fälle 132

IX. *Prostatakuren* 133

       1. Alpenrose 133
       2. Kleinblütiges Weidenröschen 134
       3. Vorstehertee 136
    Charakteristische Fälle 137

X. *Herzkuren* 138

       1. Weißdorn 138
       2. Mistel 140
       3. Weißdorn- und Mistelkombinationen 141
    Charakteristische Fälle 142

XI. *Kreislaufkuren* 143

       1. Mistel 143
       2. Knoblauch 143
       3. Bär(en)lauch oder Wilder Knoblauch 143
       4. Unterdrucktee 146
       5. Rosmarin 146
    Charakteristische Fälle 149

XII. *Bronchialkuren* 151

    A) Bei akuten Bronchialerkrankungen 151
       1. Huflattich 151
       2. Gartenthymian 152
       3. Eukalyptus 154
       4. Bronchialtee akut 155
    B) Bei chronischen Bronchialleiden 155
       1. Gemeines Seifenkraut 155
       2. Isländisch Moos 158
       3. Zinnkraut oder Schachtelhalm 160
       4. Bronchialtee, chronisch 160
    Charakteristische Fälle 161

XIII. Frauenkuren 162
   A) Periodenkrämpfe 162
     1. Kamille 162
     2. Gänsefingerkraut oder Anserine 163
   B) Gynäkologische Funktionsschwächen 163
     1. Gyn.-Funktionstee 164
     2. Regelfördernder Tee 165
     3. Regelmildernder Tee 165
     4. Brustdrüsenpflege 166
   C) Schwangerschaft 166
     1. Vitamin-Mineralzufuhr 166
     2. Frauenmantel 167
     3. Stilltee 168
   D) Klimakterium 168
     1. Johanniskraut 168
     2. Melisse 169
     3. Klimaxtee 169

XIV. Nervenkuren 171
     1. Nervenkräftigender Tee 171
     2. Nervenberuhigender Tee 171
     3. Schlaffördernder Tee 172
     4. Johanniskraut 172
     5. Antidepressionstee 175
     6. Bettnässertee 176
     7. Hafer 176
     8. Migränetees 178
   Charakteristische Fälle 179

XV. Kräuterkuren bei Augenleiden 181
     1. Weinraute 181
     2. Augentrost 182
     3. Augentee 184
     4. Salbei 185
     5. Kieselkräutertee 185
   Charakteristische Fälle 185

XVI. Hautkuren 186
   Kieselkräutertee 187
   A) Akute Hautleiden 188
     1. Ekzemtee akut 188
     2. Aknetee 189
     3. Äußere Behandlungsmöglichkeiten 189
     4. Furunkulosetee 190
   B) Chronische Hautleiden 191
     1. Ekzemtee chronisch 191
     2. Psoriasistee 192
     3. Äußere Anwendung bei Schuppenflechte 193
     4. Frischpflanzenessenzen 193

XVII. Haarkuren 194
   1. Brennessel 194
   2. Birke 194
   3. Kieselkräutertee 195
   4. Haarkurtee 195
   5. Natürliches Haarwaschmittel 196
   6. Haarwasseressenz-Kombination 196
   Charakteristische Fälle 196

XVIII. Gelenk-, Rheuma- und Gichtkuren 197
   A) Rheumagrundkur 197
      1. Rheuma-Ausscheidungstee 197
      2. Rheuma-Gewebeaufbautee 198
      3. Lokalbehandlung mit Beinwurz 198
   B) Kur bei Nervenwurzelreizung, Ischiasentzündung 199
      1. Nervenwurzeltee 199
      2. Lokalbehandlung 199
   C) Kur bei Weichteilrheuma 200
      1. Weichteilentschlackungstee 200
      2. Lokalbehandlung 200
   D) Kleine Rheumakuren 200
      Spargel 201
   E) Frühjahrs- und Herbstkur für Rheumatiker 202
      1. Frühjahrskur mit Löwenzahn 202
      2. Herbstkur mit Wacholderbeeren 202
   Charakteristische Fälle 203

XIX. Fuß- und Beinkuren 204
   A) Krampfadern 204
      1. Krampfadertee 204
      2. Venenentzündungstee 205
      3. Äußere Anwendungen bei Krampfadern 205
   B) Durchblutungsstörungen der Beine 206
      1. Stein- oder Honigklee 207
      2. Beindurchblutungstee 208
   C) Beinödeme 209
      1. Beinödemtee 209
   D) Unterschenkelgeschwür 210
      1. Ulcus cruris-Tee 210
      2. Äußere Anwendungen bei Beingeschwüren 211
   Charakteristische Fälle 212

XX. Regenerationskuren nach Wunden und Verletzungen 213
   1. Johanniskraut 213
   2. Arnika 213
   3. Ringelblume 215
   4. Beinwurz 216
   5. Spitzwegerich 217
   Johanniskraut-Fälle 218
   Arnika-Fälle 219

Ringelblumen-Fälle 219
Beinwurz- und Spitzwegerich-Fälle 220
Tafel V: Anwendungsunterschiede bei den wichtigsten Wundheil- und
          Regenerationspflanzen 221

XXI. Seniorenkuren 222
    1. Herz und Kreislauf unterstützende Pflanzen 223
    2. Blutreinigende und entschlackende Pflanzen 223
    3. Kieselsäurehaltige Kräuter 223
    4. Teemischungen gegen Seniorenstörungen 223
        a) Gedächtnisschwächetee 223
        b) Gemütsaufhellender Tee 224
        c) Schwindeltee 224
        d) Gefäßpflegetee 225
    5. Schnee- oder Christrose 225
       Senioren-Fit-Tee 226
    6. Andere Fitmacherpflanzen 226

Teil 3: Essenzen und Tinkturen

1. Essenzen 231
    Zubereitung von einfachen Essenzen für den Hausgebrauch 231

2. Tinkturen 234
    A) Kalmustinktur 234
    B) Lebensessenz oder Schwedenbittertinktur 236
    C) Bitterelixier – individual 237

Literatur 241

Liste der Teemischungen 243

Stichwortverzeichnis 244

Teil 1

Grundsätzliches zu Heilkräuterkuren

Heilfasten, Diät und Kräuterkuren
überdauern alle Krisen in der Medizin.

Einleitung

Alle Wiesen und Matten,
alle Berge und Hügel
sind Apotheken.

PARACELSUS

Der Schatz unserer Mutter Natur ist unermeßlich groß. Keine chemische Fabrik dieser Welt ist imstande, auch nur annähernd so sinnvoll, so nützlich und so vollkommen zu arbeiten, wie eine einzige unscheinbare Pflanze, die unser Fuß achtlos zertritt. Dabei erzeugt die Pflanze keine schädlichen Abfallprodukte; sie belastet nie die Umwelt, aber sie spendet, fördert und erhält das Leben auf diesem Planeten. Unser Wissen über die besonderen Heilkräfte der Pflanzen ist sicher noch beschränkt gegenüber den unschätzbaren Möglichkeiten, die in ihren richtigen Anwendungen geheimnisvoll verborgen liegen. Wie weit diese reichen, hat schon der große Naturarzt THEOPHRASTUS von HOHENHEIM, genannt PARACELSUS (1493–1541), seherisch erkannt, als er schrieb:

„Gott hat niemals eine Krankheit kommen lassen, ohne daß er nicht auch ihre Arznei in der Natur geschaffen hätte."

Das älteste überlieferte Heilpflanzenbuch hat der chinesische Kaiser SHIN-NONG verfaßt. Es ist 5600 Jahre alt. Das ägyptische Papyros Ebers beinhaltet 700 Heilkräuteranwendungen. Es stammt aus der Zeit um 1500 vor Christus. Und die großen Ärzte des Abendlandes, vom Altertum bis zur Neuzeit, haben seit HIPPOKRATES (460 v. Chr.), dem „Vater der Medizin", unzählige Kranke mit Heilkräutern geheilt. Tausende von Mönchen pflegten durch viele Jahrhunderte in ihren Klostergärtlein ihre Heilpflanzen wie ein Heiligtum. Berühmte Ärzte wie DIOSKURIDES, ALBERTUS MAGNUS, TABERNAEMONTANUS, die Äbtissin HILDEGARD VON BINGEN und viele geniale Naturheiler vom Schlage eines KNEIPP und KÜNZLE wirkten damit höchst segensreich; auch heute verdanken Millionen von Kranken in allen Erdteilen den Heilkräutern ihre Gesundung. So ist es nur folgerichtig, daß sich die moderne Medizin in zunehmendem Maße der Phytotherapie, d. h. der Behandlung mit Heilkräutern bedient.

Täglich wächst das erforschte Wissen über die Wirksubstanzen verschiedener „Kräuter und Unkräuter". Dennoch bietet das vielfach Jahrtausende alte Erfahrungswissen, die Erfahrungsheilkunde sowie die zu Unrecht viel zu gering geschätzte Natur- und Volksmedizin, die bewährte Grundlage, aus der zum Wohle des einzelnen und der Volksgesundheit neue Erkenntnisse erspießen können.

Jede Heilpflanze ist ein kleiner Kosmos für sich. Das Geheimnis ihrer wohltuenden gesundheitsfördernden Wirkung läßt sich durch Zerlegen, Zerteilen, Analysieren und Isolieren nie ganz enträtseln. Die ganzheitliche Kräftekombination wirkt segensreicher als die Summe aller isolierten Teilstoffe. Daher kommt es bei der Zubereitung jeder Pflanze auf die bestmögliche Erhaltung ihrer unversehrten ganzheitlichen Individualwirkung an. Je besser man diese Gesamtwirkung erkennen lernt, desto leichter fällt es, im Bedarfsfalle jenes Kraut oder jene Kräuterkombination auszuwählen, die dem besonderen Bedürfnis des einzelnen entspricht und ihm am besten hilft. *Die Anwendung von Heilpflanzen in der Gesundheitspflege und in der Krankenbehandlung verlangt daher nicht nur liebevolles Eingehen auf die jeweiligen individuellen Eigenheiten des Menschen, sondern auch der Pflanze.*

Heilkräuter werden für zwei Aufgabengebiete angewendet:
1. *Für die allgemeine Gesundheitspflege. Hier dienen sie als Mittel zum Vorbeugen und Aufrechterhalten der Gesundheit.*
2. *Für die Behandlung von Kranken. Hier sind sie ausnahmslos nach Verordnung oder mit Einverständnis des behandelnden Arztes anzuwenden.*

Allgemeine Gesundheitspflege durch Heilkräuter

Vorbeugen ist besser und billiger als Heilen.
oder
Heu muß man machen, solange die Sonne scheint!

Die umfassende Rolle, die Heilkräuter – richtig angewendet – für die Aufrechterhaltung der Gesundheit spielen, geht aus folgendem hervor:

1. *Heilpflanzen enthalten u. a. wertvolle Nährbestandteile, Vitamine, Spurenelemente, Fermente, Mineralsalze, Duft- und Aromastoffe sowie Pflanzenhormone.*
2. *Heilpflanzen stellen durch ihre Wirkstoffe eine zur Erhaltung der Leistungs- und Widerstandskraft wertvolle Ergänzung der täglichen Nahrung dar.*
3. *Heilpflanzen, in Form von Kräutertees verabreicht, bieten eine wichtige Möglichkeit, dem Körper die von ihm benötigte Flüssigkeitsmenge zuzuführen.* Unter
„besonders bekömmlichen Flüssigkeiten"
sind zu verstehen: Einwandfreies, ungechlortes Trinkwasser, kohlensäurefreie (-arme) Mineralwässer und dünngebrühte Kräutertees; nicht aber Alkohol, Bohnenkaffee, schwarzer Tee, Cola und andere Industriegetränke. Jede *besonders bekömmliche Flüssigkeit* dient dem Organismus neben anderen Aufgaben als *Transportmittel* zum Ausscheiden von Stoffwechselschlacken und Umweltgiften. Dem ständigen Funktionieren dieser Ausscheidung kommt von Jahr zu Jahr größere Aktualität zu. Wir leben ja heute – bekanntermaßen und leider(!) – in einer Zeit der aggressiven Umweltvergiftung, wie sie seit Existenz dieses Planeten noch nie bestanden hat. Tausenderlei Schadstoffe aus Abgasen, Chemikalien, Spritzgiften, saurem Regen usw. belasten unsere Gesundheit zunehmend stärker. Um so wertvoller wird die Zufuhr von ausreichenden Mengen *besonders bekömmlicher Flüssigkeiten*.
4. Ein großer Teil aller Heilpflanzen unterstützt durch seine speziellen Kräfte die Tätigkeit der blutreinigenden, entgiftenden und ausscheidungsfördernden Organe, inbesondere der Leber, Nieren, Haut, Lunge und des Darmes. Dies macht das *Trinken genügender Mengen geeigneter Kräutertees für die Aufrechterhaltung eines*

*guten Gesundheitszustandes immer wertvoller, wenn nicht sogar
heute schon unersetzlich.*

5. Die Natur hat die besten *Schönheitsmittel.* Seit Menschengedenken werden Kräuter in der Schönheitspflege erfolgreich angewendet. Die Zusammenhänge zwischen Gesundheit und Schönheit sind sehr eng, da im Organismus *alles auf alles* einwirkt. Bestimmte Heilkräuter, von außen oder von innen angewendet, sind echte Schönheits- und Gesundheitsmittel. Sie üben vor allem auf Haut und Haare schützende, pflegende und regenerierende Wirkungen aus, fördern die Durchblutung und dienen der Steigerung der Lebensfreude.

Was man über Flüssigkeitszufuhr wissen sollte

Jede Verbesserung der Ausscheidung
des Körpers ist ein Weg, die
Gesundheit herbeizuführen.

PARACELSUS

Es gibt viele Leute, die im Laufe eines Tages nichts anderes als drei Tassen Bohnenkaffee oder schwarzen Tee trinken. Oft sind sie noch stolz darauf, sich so wenig Flüssigkeit zuzuführen im irrtümlichen Glauben, den Körper durch Trinken ohnehin nur zu belasten. Das Gegenteil ist aber der Fall. Der gesunde Organismus scheidet bei normaler Lebensweise insgesamt rund 3 Liter Flüssigkeit täglich aus und benötigt dafür innerhalb von 24 Stunden entsprechenden Ersatz. Mangelnde Flüssigkeitszufuhr schafft daher ein Defizit im Körper, das sich früher oder später nachteilig auswirkt. Dazu kommt:

1. Wie schon erwähnt, gelangen täglich Umweltgifte in unseren Körper. Sie können nur mit Hilfe ausreichender Mengen bekömmlicher Flüssigkeit ausgeschwemmt werden.
2. Durch die Stoffwechselvorgänge fallen fortlaufend „Abfallprodukte" an, die ebenfalls nur mit Hilfe bekömmlicher Flüssigkeit ausgeschieden werden können.
3. Bei ungenügender Flüssigkeitszufuhr wird ein Teil der aufgenommenen Umweltgifte und ein Teil der eigenen Stoffwechselschlakken in den Geweben als Abbaugift gestapelt. Daraus entsteht mit der Zeit ein gefährliches Schlacken- und Giftdepot. Dieses geht eines Tages entweder als „Zeitbombe" hoch: eine gefährliche Krankheit bricht unerwartet aus; oder es entsteht eine schleichende Vergiftung mit Müdigkeit, Lustlosigkeit, Antriebsschwäche, Depressionen usw.

Als häufigste Folge mangelnder Flüssigkeitszufuhr tritt verschlechterte Leistung der Ausscheidungsorgane auf, wie
- ungenügende Stuhlausscheidung, Darmträgheit oder breiige Gärungsstühle, Blähungen, Selbstvergiftung vom Darm;
- verringerte Harnausscheidung, Aufquellung und Wasseransammlung in Geweben, Nierensteinbildung;

- Austrocknen von Schleimhäuten, wie in Mund, Rachen, Bronchien, Darm, Genitale;
- Austrocknen der Haut, Nachlassen der Spannkraft der Gewebe, vorzeitig gealtertes Aussehen, Faltenbildung;
- Krankheitsanfälligkeit durch ungenügenden Schlackenabbau.

Die logische Konsequenz heißt: *mehr trinken!* Trinken von gutem Wasser, kohlensäurearmen Mineralwässern und dünngebrühten Kräutertees. Wer schon lange als „Kamel" gelebt hat, also besonders wasserarm, soll nur behutsam seine Flüssigkeitszufuhr steigern, weil sich seine Organe auf übermäßigen Sparverbrauch eingestellt haben und sich nur allmählich auf gesündere Verhältnisse umstellen können. Wer aufgrund schwerer Herz- und Nierenleiden vom Arzt sparsame Flüssigkeitszufuhr verordnet erhielt, muß dies natürlich beachten. Ansonsten macht ausreichendes Trinken weder dick, noch belastet es Herz und Kreislauf, da das Herz ja leichter arbeitet, wenn das Blut verdünnt ist.

Trinken von Wasser und Kräutertee läßt sich leicht in jedes Alltagsprogramm einbauen. Einesteils, so weit als möglich, anstelle der bisher konsumierten ungesunden Flüssigkeiten; andernteils als zusätzliche Flüssigkeitszufuhr. Dies wird sich allmählich, oft sogar schon bald wohltuend auswirken. Bei Übergewichtigen tritt nicht selten Gewichtsverminderung ein. Die richtige Auswahl der Heilkräutertees kann diese günstigen Veränderungen unterstützen.

Hinsichtlich der gesundheitlichen Bedeutung ausreichender Flüssigkeitszufuhr sollte der heutige Mensch daher wissen:

Wo man nichts hineingibt an Flüssigkeit –
kommt auch nichts heraus an Giften!

Bei den nachstehenden Heilkräuterkuren wird oft nur eine Teemenge von 2–3 × 1 Tasse (= $1/2 - 3/4$ l) am Tag empfohlen. Diese jeweils angegebene Menge sollte eingehalten und nicht überschritten werden, auch wenn die Wirkung vorerst noch nicht erkennbar ist. Um darüberhinaus seine Flüssigkeitszufuhr zu steigern, trinkt man zusätzlich gutes Trink- oder Mineralwasser oder auch einige Tassen der später angeführten dünngebrühten Haus- und Familientees.

Praktische Hinweise

1. Für die allgemeine Gesundheitspflege

Viele Kräuterteefreunde wechseln wöchentlich, zum Teil täglich ihre Teesorten, mitunter sogar zum Frühstück-, Jausen-, Nachmittags- und Abendtee. Dagegen ist nichts einzuwenden. Einesteils vermittelt dies den Reiz der geschmacklichen Abwechslung, andernteils werden dadurch immer neue Aroma-, Duft- und Heilstoffe dem Organismus zugeführt. Eine Einzelpflanze sollte im Rahmen der allgemeinen Gesundheitspflege nicht länger als 4–8 Wochen angewendet werden. Danach sollte ein anderer Tee getrunken werden. Auch gemischte Teesorten sind zeitweilig zu wechseln, zumindest alle 2–3 Monate.

2. Für Personen im Zustand zwischen gesund und krank

Wer sich weder richtig gesund noch ausgesprochen krank fühlt, sollte sich selbstverständlich ärztlich untersuchen lassen. In vielen Fällen läßt sich kein krankhafter Befund aufdecken, weshalb man oft den Rat erhält, einige Zeit abzuwarten. Einem alten Sprichwort zufolge heißt es sogar:

abwarten – und Tee trinken!

Dieser Hinweis ist treffend, denn gerade im sogenannten Krankheits*vor*feld ist die Anwendung richtiger Heilkräutertees oft unvergleichlich besser als etwa die bloße Einnahme symptomunterdrückender chemischer Präparate. *Gelegentliches* Kräutertee-Trinken bringt aber nichts! *Es kommt in jedem Fall auf exaktes, regelmäßiges, konsequentes, d. h. auf kurmäßiges Einnehmen eines geeigneten Heiltees an!*

Wenn der Arzt nicht selbst einen Tee empfiehlt, erinnert man sich oft von früher an einen Kräutertee, der in ähnlichen Situationen geholfen hat; oder die nachstehenden Kräuterbeschreibungen bieten die entsprechenden Hinweise. Dann braucht man nur noch den Arzt um sein Einverständnis zu fragen.

Achtung!

Für sämtliche Heilkräuteranwendungen gegen Krankheitsvorstadien oder gegen Erkrankungen ist die ärztliche Zustimmung eine unerläßliche Voraussetzung! Seien Sie daher absolut offen zu Ihrem Arzt, auch bezüglich Ihres Wunsches nach Heilkräuterbehandlung. Verlassen Sie sich nicht auf eigene „Diagnosen"! Selbst der größte Pflanzenliebhaber soll weder an sich noch an anderen herumdoktern, sondern sich an die Anweisungen seines Arztes halten.

Die Seltenheit der Verschreibung von Heilkräutern durch den Arzt findet einen Hauptgrund darin, daß der Arzt die im Vergleich zur Pilleneinnahme nicht so bequeme Handhabung von Heilpflanzen nur wenigen Patienten anvertrauen kann. Nämlich solchen, die mit Kräutern umzugehen verstehen und die auch bereit sind, alle damit verbundenen Anwendungsaufgaben konsequent durchzuführen. Solche Vorkenntnisse zu vermitteln, ist ein Hauptanliegen dieser Schrift.

3. Für Kranke

Der vom Arzt verordnete oder genehmigte Tee ist während der angegebenen Kurdauer exakt einzunehmen. *Meist soll die Teekur doppelt so lange dauern, als man den Tee bis zum Schwinden der Beschwerden eingenommen hat.* Bei lange dauernden Kuren wechselt man gerne Bestandteile einer Kräutermischung aus oder geht auf ergänzende Mittel über, um neue Heilimpulse zu schaffen. Dabei ist besonders an die „Kardinalheilkräuter" zu denken, die später noch beschrieben werden.

Bei dem oft sehr vielschichtigen Ursachen- und Beschwerdebild, das heute der durchschnittliche, chronisch erkrankte Zivilisationsmensch bietet, reicht die alleinige Kräuterbehandlung keineswegs immer aus. Als zusätzliches Minimum ist es nötig, sich möglichst nach dem allgemeinen Gesundheitsmotto zu verhalten:

Rauche nicht – trinke mäßig,
Laufe viel – sei nicht gefräßig!

Überdies ist in den meisten chronischen Fällen die Durchführung einer systematischen diätetischen *Darmreinigungs-, Entschlakkungs- oder Ableitungskur* eine ideale Möglichkeit, den Organismus von krankhaften Ablagerungen, Schadstoffen und Umweltgiften zu befreien[1, 2]. Während einer solchen Kur wirken Heilkräuter besonders intensiv, und im Anschluß daran ist es eine wahre Freude, die ausgezeichneten Heilergebnisse durch Diät und richtig angewendete Heilpflanzen zu erleben. Überhaupt *ergänzen sich natürliche Heilweisen gegenseitig und führen zu Ergebnissen, die dem Praktiker eine Gewißheit für die Zukunft vermitteln:*

Heilfasten, Diät und Kräuterkuren überstehen alle Krisen in der Medizin.

Bezugsquellen für Heilkräuter

Je frischer die Kräuter, desto heilkräftiger! Abgelagerte Teesorten sollen nicht älter als 1 Jahr sein. Ältere Tees sind meist geschmack- und wertlos. Bezugsquellen sind:
1. Selbst sammeln,
2. vom Sammler,
3. aus einer Kräuterhandlung oder einem Kräuterversand,
4. aus einer Drogerie (= Drogenhandlung), einem Reformhaus oder einer Apotheke.

Kräuter sind immer von dort zu beziehen, wo möglichst frische Ware zu erhalten ist!

[1, 2] Die im laufenden Text angegebenen Ziffern beziehen sich auf die im Anhang angeführte Literatur.

Sammeln, Trocknen, Lagern

Gott gibt die Kräuter –
die Anwendung überläßt er uns!

Sammeln

Heilkräuter sind nur in staub- und giftfreier Natur (ohne Insektizide, Autoabgase usw.), bei trockenem Wetter, ohne Nebel, Feuchtigkeit, Regen, und möglichst am späteren Vormittag zu sammeln. Der Tau der Nacht soll schon abgetrocknet sein. Es sind junge Blätter und eben aufgegangene Blüten von kräftigen, gesunden Pflanzen auszuwählen, die in schonendster Form abgeschnitten oder abgebrochen werden, damit die Weitervermehrung nicht leidet.

Die *Blüten* werden *zur* Blütezeit abgenommen, z. B.: Weißdorn, Ringelblume, Arnika.

Die *Blätter* sind *vor* der Blütezeit zu sammeln, z. B.: Melisse, Pfefferminze, Rosmarin.

Das *Kraut* ist *mit* der Blüte abzunehmen, z. B.: Schafgarbe, Odermennig, Johanniskraut.

Die *Wurzeln* sind im Frühjahr und Herbst, *vor* bzw. *nach* der Vegetationsperiode zu entnehmen, z. B.: Attich, Alant, Schwarzwurz.

Trocknen

Teekräuter werden durch Wasserentzug (Trocknen) haltbar gemacht. Daher darf man sie vor dem Trocknen nicht waschen. Die Blüten-, Blätter- und Stengeldrogen werden ohne jegliche Zerkleinerung, gleich nach dem Sammeln, in einem trockenen, luftigen Raum (Dachboden oder dgl.) in lockeren Büscheln aufgehängt. Wurzeln, Rinden oder Hölzer müssen zuerst gereinigt, dann zerschnitten und erst dann getrocknet werden. Alle Kräuter sollen so trocken werden, daß sie sich zwischen den Fingern zu Pulver zerreiben lassen.

22

Lagern

Die durchgetrockneten Kräuter sind zunächst von allen schlechten Bestandteilen zu befreien. Dann füllt man sie in Schachteln, Stoff- oder Papiersäcke oder getönte Weithalsgläser, aber nicht in Kunststoffbehälter. Sie sind an luftiger, trockener und lichtarmer Schattenstelle aufzubewahren. An den Gefäßen sind sogleich die Pflanzenbezeichnungen anzubringen.

Anwendungsmöglichkeiten von Heilkräutern

Wenn Gelegenheit besteht, Frischpflanzen zu beziehen, sollte sie genützt werden. Dies gilt vor allem für hocharomatische Blüten und Blätter, die einen oft sogar wesentlichen Teil ihrer Heilkraft durch Trocknen und Lagern verlieren, z. B. Kamillenblüten, Melissenblätter, Goldrutenkraut, Rosmarin, Ringelblume usw.

Es gibt verschiedene

Möglichkeiten der Frischpflanzenanwendung

- durch Auskauen von frischen Pflanzen (Löwenzahnblätter, Klee, Sauerampfer, wilder Knoblauch, Kresse usw.);
- durch Würzen mit Frischkräutern möglichst direkt aus dem Garten (Petersilie, Rosmarin, Salbei, Melisse usw.);
- durch Essen von Wildsalaten oder -beigaben (Frühlingskräuter, Brennessel, Geißfuß, Bärlauch usw.);
- durch Trinken einwandfreier Frischpflanzensäfte (die nicht wie die meisten handelsüblichen Säfte hitzekonserviert sind);
- durch Einnehmen von Frischkräutertees. Sie sind besonders wichtig, da viele Pflanzenheilkräfte oft erst durch Teezubereitung wirksam werden;
- durch Anwendungen von Frischpflanzenessenzen und Urtinkturen, in denen u. a. auch wichtige Frischpflanzenwirkstoffe enthalten sind (siehe Teil 3). Außerdem gibt es:

Möglichkeiten der Trockenpflanzenanwendung

Richtig getrocknete Heilpflanzen, die gut gelagert und nicht älter als 1 Jahr sind, besitzen oft einen sehr hohen Gehalt an heilwirksamen Stoffen. Besonders bei derben Duftdrogen, Früchten wie Fenchel, Mariendistel, oder bei Rinden, Hölzern und bei wenig aromatischen Kräutern mit hohem Mineralstoffgehalt erweist sich die getrocknete Anwendung oft als günstiger. Man kann Trockenpflanzen anwenden

- durch Kauen und Auslaugen von getrockneten Wurzeln als Pflanzenkaugummi (z. B. Kalmuswurzel bei Magenschwäche und zur Raucherentwöhnung);
- durch Würzen mit Trockengewürzen;
- durch Kräutertee aus Trockenkräutern (sehr wichtig!);
- durch Tinkturen aus Trockenkräutern (siehe Teil 3).

Die wichtigsten Zubereitungsformen

1. Die Sekundenüberbrühung (Sekundenaufguß oder Infus)

Sie wird vor allem bei frisch gepflückten aromatischen Blüten und Blättern angewendet. Diese geben durch eine kurze Überbrühung ihre aromatischen Heilkräfte an das Wasser ab. Kochen würde diese Kräfte teilweise zerstören. In ein reines Gefäß (kein Metall) kommen meist 2 Teelöffel (TL) der zerkleinerten Pflanze. Sie werden mit $^1/_4$ Liter eines gerade siedenden Wassers überbrüht. Man läßt 20–30 Sekunden lang ziehen, rührt einmal um und seiht ab.

MERKE: Die Teefarbe ist kein Kriterium für den Gehalt an Wirk- und Heilstoffen. Auch ganz helle Teearten („blonde Tees") können enorm heilkräftig sein.

Normaldosierung für Sekundenüberbrühung
1 gehäufter bis 2 TL auf $^1/_4$ l (vor allem für Frischpflanzen).

2. Die Minutenüberbrühung (Minutenaufguß oder Infus)

Sie dient vorwiegend für getrocknete Blüten und Blätter. Auch bei ihnen würden durch Kochen wertvolle Substanzen verloren gehen. Die angegebene Menge (kleiner als bei Frischpflanzen!) wird überbrüht und meist 3 Minuten lang ziehen gelassen.

Normaldosierung für Minutenüberbrühung
1 TL auf $^1/_4$ l (für getrocknete Blüten und Blätter).

3. Der Kaltansatz (Mazerat)

Er eignet sich für alle Schleimdrogen, wie Leinsamen, Eibisch, Isländisch Moos, Käsepappel, aber auch für Kalmus, Beinwurz, Mistel usw. Diese würden schon durch Überbrühen einen wertverminderten Tee liefern. Man übergießt die verordnete Menge mit kaltem Wasser, läßt sie über Nacht bei Zimmertemperatur stehen, wärmt morgens auf Trink- oder Badetemperatur und seiht ab.

Normaldosierung für Kaltansatz
1 gehäufter TL auf $^1/_4$ l.

4. Die Kalt-Warm-Methode (Mazerat-Dekokt)

Diese ist besonders für Mischtees geeignet. Sie vereint die Vorzüge des Kaltansatzes und der Sekundenüberbrühung. Die vorgeschriebene Kräutermenge wird mit kaltem Wasser übergossen und über Nacht stehengelassen (wie bei Kaltansatz). Dadurch gelangt bereits ein Teil der Wirkstoffe in den Tee. Morgens erhitzen, nur einmal kurz aufwallen und ca. 20–30 Sekunden ziehen lassen (dadurch gelangt ein anderer Teil der Wirkstoffe in den Tee), danach abseihen.

Normaldosierung für Kalt-Warm-Methode
1 TL / $^1/_4$ l (vor allem für Mischtees).

5. Der Heißansatz (Infus-Mazerat)

Er dient bei besonders harten Wurzeln, Hölzern und Rinden mit reichem Gehalt an ätherischen Ölen der Gewinnung wertvoller Heilstoffe.

Es wird 1 Teelöffel (TL) bis 1 Eßlöffel (EL) der zerkleinerten Pflanze mit $^1/_4$ l kochendem Wasser überbrüht und anschließend bis zum Erkalten stehen gelassen. Z. B. bei Baldrian, Alant, Engelwurz, Meisterwurz.

Normaldosierung für Heißansatz
1 TL–1 EL / $^1/_4$ l (vor allem für Wurzeln, Hölzer, Rinden).

6. Andere Zubereitungsarten

Diese werden bei der Abhandlung der jeweiligen Pflanzen gesondert angeführt.

7. Essenzen und Tinkturen

Essenzen sind Vollauszüge der Wirkstoffe aus *Frisch*pflanzen. Da in vielen Fällen Frischpflanzen nicht erhältlich sind und oft ihre

Werte benötigt werden, bedient man sich gerne der Frischpflanzenessenzen. Sie werden tropfenweise eingenommen, was unterwegs auf Reisen usw. vorteilhaft ist. Auch homöopathische Urtinkturen sind Essenzen, da sie ebenfalls aus Frischpflanzen gewonnen werden. Alle übrigen *Tinkturen* werden aus *Trockenpflanzen* hergestellt. Näheres darüber wird in Teil 3 beschrieben.

Warum und welche Heilkräuter?

Jedes Land hat seine Krankheiten
und die Arzneien dagegen.

PARACELSUS

Seit $3^1/_2$ Milliarden Jahren verwendet die Natur immer die gleiche Methode und das gleiche Rezept, um Leben hervorzubringen. Die Kernsäure, welche die menschliche Erbmasse beinhaltet, setzt sich aus Bausteinen zusammen, die auch in der Pflanze vorhanden sind. Aus biologischer Sicht sind daher *alle Lebewesen dieser Erde, also auch Mensch und Pflanze miteinander verwandt.* Das bedeutet, daß die Wirkstoffe der Pflanzen, die in ihrem biologischen Gesamtgefüge angewendet werden, nahe biochemische Bezüge zum menschlichen Organismus aufweisen und von ihm sogleich als *„sympathische Arznei"* aufgenommen werden[7]. Diese „Sympathie" ist bei den meisten isolierten Wirksubstanzen wie den üblichen chemischen Medikamenten nicht vorhanden. Das Leben begegnet ihnen zum ersten Mal! Sie sind dem Organismus völlig fremd. Daher führen Medikamente oft zu unerwünschten „Nebenwirkungen", wie sie bei richtig dosierten Heilkräutern als „verwandten sympathischen Arzneien" nicht aufzutreten pflegen. Das ist ein *grundlegender Vorteil von Heilpflanzen!*

Außerdem werden im Rahmen dieser Schrift – obigem PARACELSUS-Wort entsprechend – nur *heimische, bodenständige, sanft und milde – aber dennoch überzeugend – wirkende, weitgehend unschädliche Pflanzenarten besprochen*: die heimischen *Mild-Heilkräuter* oder *Mite-Phytotherapeutika*. Nicht behandelt werden hingegen die besonders „stark" eingreifenden, rezeptpflichtigen sogenannten *Forte-Phytotherapeutika*, wie Fingerhut, Tollkirsche, Schlafmohn u. a. m., da ihre Anwendung mit einem Intoxikationsrisiko behaftet ist.

Die nachstehend angeführten Heilwirkungen verschiedener *Mild-Heilkräuter* konnten z. T. bis heute schon exakt wissenschaftlich-experimentell nachgewiesen werden. Andere, bis heute noch nicht so beweiskräftige Heilanzeigen beruhen auf dem meist uralten *Erfahrungsschatz der Naturmedizin* (siehe Untertitel dieser Schrift). Sie wurden dann angeführt, wenn sich ihre Berechtigung durch die heutige Erfahrungsheilkunde bzw. durch Beobachtungen der Verfasser bestätigen ließ.

29

Mancher Kräuterfreund wird in der nachfolgenden Anführung von rund 100 Pflanzen vielleicht das eine oder andere von ihm geschätzte heimische *Mild-Heilkraut* vermissen. Diese Auslassung stellt keine Geringschätzung jener Pflanze dar. Es waren zahlreiche Verzichte auf die Beschreibung weiterer Heilkräuter erforderlich, um eine Übersichtlichkeit über das so weite Stoffgebiet zu ermöglichen.

Gesundheits-, Haus- und Familientees

> Da flehen die Menschen die
> Götter um Gesundheit an
> und wissen nicht, daß sie selbst
> die Macht darüber besitzen.
>
> DEMOKRIT (460 v. Chr.)

Für den allgemeinen Hausgebrauch eignet sich eine fast unübersehbare Zahl verschiedener Pflanzenarten. Auch für sie gelten die bereits besprochenen Normaldosierungen von 2 TL Frischkräutern als Sekundenüberbrühung oder 1 TL Trockenkräuter als Minutenüberbrühung auf $1/4$ l Wasser.

Die Kräutertees können pur oder mit etwas Honig (und Zitronen-, Frucht- oder Orangensaft) oder mit etwas Milch getrunken werden. Es werden sowohl Einzelpflanzen, die sogenannten Solisten, als auch Mischungen sehr geschätzt.

Beliebt sind beispielsweise:

Solisten: Apfelschale, Zitronenmelisse, Lindenblüten, Anserine, Schafgarbe, Hagebutte, Thymian, Fenchel, Brombeer-, Himbeer-, Erdbeerblätter, afrikanische Malve usw.

Duette: Melisse + Pfefferminze; Holunderblüten + Lindenblüten; Hagebutte + schwarze Johannisbeere; Thymian + Quendel; Anis + Fenchel (alle Mischungen zu gleichen Teilen).

Terzette: Erdbeer- + Himbeer- + Brombeerblätter, oder auch -früchte; Heidekraut + Heidelbeere + Waldmeister; Apfelschale + Schlehen + Holunderfrüchte; Hagebutten + Hibiskus (je 20 g) + Pfefferminze (5 g).

Quartette: Brombeere + Erdbeere + Heidekraut (je 20 g) + Thymian (5 g); Melisse + Gänsefingerkraut + Orangenblüten (je 20 g) + Lavendel (5 g); Johannisbeerblätter + Walnußblätter + Heidelbeerblätter + Odermennig (zu gleichen Teilen).

Quintette: Brombeere + Erdbeere + Johannisbeere (je 30 g) + Waldmeister + Heidekraut (je 5 g); Melisse + Heidelbeerblätter + Hagebutten mit Kernen + Hibiskus (je 20 g) + Pfefferminze (10 g).

Bei allen diesen Mischungen liefert jede Pflanze ihre nahrungser-
gänzenden Vitalstoffe und außerdem ihre verschiedenen gesundheitsfördernden Substanzen. Wohin sich diese jeweils auswirken,
mögen die nachfolgenden Beispiele einiger beliebter Teemischungen
erläutern:

Frühstückstee 1 (Teemischung 1)

Hagebuttenschalen	50 g	– nierenanregend, Vitamin C spendend
Erdbeerblätter	20 g	– mild verdauungskräftigend
Lindenblüten	20 g	– hautfunktionsfördernd
Thymian	10 g	– atmungsdesinfizierend, gärungshemmend

Gut gemischt. Normaldosierung:
Frischkräuter 2 TL/$^1/_4$ l, Sekundenüberbrühung.
Trockenkräuter: 1 TL/$^1/_4$ l, Minutenüberbrühung.

Frühstückstee 2 (Teemischung 2)

Waldmeister	20 g	– nieren-/leberanregend
Pfefferminze	20 g	– stoffwechselanregend
Lindenblüten	20 g	– hautfunktionsfördernd
Brombeerblätter	20 g	– blutreinigend
Himbeerblätter	20 g	– schleimhautkräftigend, adstringierend

Gut gemischt, sonst wie oben.

Haustee (Teemischung 3)

Gänsefingerkraut	20 g	– entspannend – entkrampfend
Melisse	20 g	– nerven-/herzkräftigend
Fenchel	20 g	– verdauungsfördernd, blähungswidrig
Brombeerblätter	20 g	– mild blutreinigend

| Erdbeerblätter | 10 g | – mild verdauungskräftigend |
| Himbeerblätter | 10 g | – adstringierend |

Gut gemischt, sonst wie oben.

Tip: Man kann auch selbst Teemischungen für den Hausgebrauch zusammenstellen. Gute Geschmacksverbesserung erzielt man stets durch eine kleine Zugabe von Pfefferminze oder Waldmeister.

Bei der Auswahl der alltäglichen Kräuterteesorten kann man auch mithelfen, etwaige Mängel an Mineralsalzen auszugleichen.

Mineralstoffgehalt einiger Heilpflanzen

Eisenmangel

Er besteht oft bei Blutarmut, Bleichsucht, Neigung zu raschem Herzklopfen, Nasenbluten usw.

Eisenreiche Pflanzen

Brennessel, Löwenzahn, Waldmeister, Erdbeere, Melisse, Brombeere, Lungenkraut, Frauenmantel, Silbermantel, Nußblätter, Wegwarte, Sauerkraut, Bärlauch, Blutwurz.

Eisenreiche Gewürze

Thymian, Liebstöckel, Basilikum, Majoran, Rosmarin, Salbei, Paprika, Dillkraut.

Kalk- oder Kalziummangel

Er besteht oft in der Zahnentwicklungsphase der Kinder, bei schnell heranwachsenden Jugendlichen, in der Schwangerschaft und Stillzeit, bei Neigung zu Karies, Zahnfleischentzündungen, bei verschiedenen Nervenschwäche-Zuständen, Stoffwechselerkrankungen, Knochenkalkmängeln (Osteoporose) und im Alter.

Kalziumreiche Pflanzen

Erdbeerblätter, Huflattich, Anserine, Birke, Spitzwegerich, Gundelrebe, Gartenraute, Hirtentäschel, Isländisch Moos, Wacholder, Königskerze, Brennessel, Löwenzahn, Leinsamen, Melisse.

Kaliummangel

Er ist heute besonders verbreitet, insbesondere als Folge der Einnahme von Abführ- und Entwässerungsmitteln oder einseitiger Kost. Es können dadurch Nerven-, Muskel-, Herzbeschwerden, Gedächtnisschwäche usw. auftreten.

Kaliumreiche Pflanzen

Zinnkraut, Holunder, Bitterklee, Brennessel, Schafgarbe, Wegwarte, Königskerze, Melisse, Huflattich, Kamille, Leinsamen.

Kieselsäuremängel

Sie treten bei Senioren häufiger auf, da der Kieselsäuregehalt der Gewebe mit zunehmendem Alter abnimmt. Kieselsäure ist für den menschlichen Organismus unentbehrlich. Sie steigert die Abwehr- und Widerstandskraft der Gewebe und verbessert ihre Elastizität und Spannkraft. Siehe Hautkuren!

Kieselsäurereiche Pflanzen

Zinnkraut, Vogelknöterich, Lungenkraut, Hohlzahn, Erika, Spitzwegerich, Eichenrinde, Löwenzahn, Anserine, Huflattich, Queckenwurzel.

Magnesiummängel

Sie fördern Krampfneigung der glatten Muskulatur, wie z. B. im Magen-Darmtrakt (Nabelkoliken bei Kindern, Magen-Darmkrämpfe usw.), der Gallenblase, der Harnblase, der Gebärmutter (Periodenkrämpfe) usw.

Magnesiumhaltige Drogen

Mistel, Schlüsselblume, Anserine, Zinnkraut, Löwenzahn, Leinsamen, Melisse, Eichenblätter, Huflattich, Kamille, Weidenrinde.

Teil 2

Heilkräuterkuren

Der Weise tief bekümmert spricht:
„An guten Mitteln fehlt es nicht
Zu brechen jeden Leids Gewalt!
Nur kennen müßte man sie halt!"

EUGEN ROTH

I. FRÜHJAHRS- UND BLUTREINIGUNGSKUREN

> Alle Krankheiten haben ihren Keim
> in Störungen des Blutes,
> mag dieses in seiner
> Zirkulation gestört oder in seiner
> Zusammensetzung verdorben sein.
>
> SEBASTIAN KNEIPP

Wer als Bauer bessere Milch bekommen will, beginne mit Drainage und Entsäuerung seines Weidegrundes. Wer als Wohlstandsbürger seine Gesundheit verbessern will, beginne mit Blutreinigung und Entschlackung seines Organismus. Der uralte Grundsatz der Naturheilkunde lautet:

Heilen ist in erster Linie entgiften und reinigen!

Die vom Rhythmus der Natur dafür günstigste Zeit ist das Frühjahr. Viele Bürger, besonders mit sitzender Lebensweise, fühlen sich zu dieser Zeit verbraucht, energielos und müde. Bewegungsarmut, zu kurze Aufenthalte an frischer Luft und überkalorisches Essen haben über den Winter einen meist an sich schon belasteten Stoffwechsel überbelastet. Der Körper verschlackt immer mehr. Müdigkeit, Antriebsschwäche, depressive Verstimmungen oder dgl. verraten dies. Es ist höchste Zeit für „inneren Hausputz"! Seit Jahrtausenden haben sich dafür *Heilfasten*- und diätetische *Darmreinigungskuren* bewährt. Sie säubern Darm, Blut und Gewebe, aktivieren den Stoffwechsel und treiben verbrauchte Stoffe aus dem Körper hinaus. Auch Heilkräuter-, Frühjahrs- und Blutreinigungskuren bringen „verhockte" Schlacken und Toxine in beachtlichem Ausmaß zur Ausscheidung. Dabei gilt aber – wie für alle Kräuterkuren – die Regel:
Heilpflanzen entfalten ihre Kräfte am besten, wenn sie nüchtern eingenommen werden. Auch während des Tages sollte man bescheiden essen und den Magen nie überfüllen. Üppiges, schweres Essen und ein zu voller Bauch schwächen die Heilpflanzenwirkung. Daher ist Diät im Sinne bescheidener gesunder Ernährungsweise zu empfehlen. Dazu gehört auch Verzicht oder zumindest größtmögliche Einschränkung im Konsum von Alkohol, Nikotin und Bohnenkaffee!

39

Man beachte daher:

1. *Besonders langsam zu essen und gründlich zu kauen!* Gut gekaut ist halb verdaut! Gut kauen macht rascher und länger satt, verkleinert die Essensmenge, verbessert die Verdauung und steigert die Kräuterwirkung!
2. Die *„Pflege des gesunden Hungers":* Man esse nur so wenig, daß der Magen nie besonders voll wird und einige Zeit vor der nächsten Mahlzeit ein kräftiger gesunder Appetit auftritt. Merke: Die Wirkung einer solchen *„DIÄT"* und die Wirkung der Heilkräuter verstärken sich gegenseitig!
3. Wenn keine andere Notwendigkeit vorliegt, beginnt man Heilpflanzenkuren am besten mit blutreinigenden Kräutern, denn:

Am Anfang steht die Reinigung!

1. Die Frühjahrskur nach Kräuterpfarrer Künzle

Gesundes Blut – gesundes Leben!

In der auslaufenden Winterszeit, wenn schon die ersten Triebe hervorkommen, empfiehlt sich eine Wanderung in die freie Natur, in eine von Kunstdünger, Staub und Autoabgasen unbelastete Gegend. Ein Körbchen und ein scharfes Messer sind mitzunehmen. Im erstbesten Gebüsch schneidet man von allen Dornenhecken, wie Himbeere, Brombeere, Weißdorn usw., die hervorsprießenden Sprosse ab, ebenso neue Triebe von Buchen, Haselstauden, wilden Obstbäumen, Eichen, Lärchen, Fichten usw. Schonen Sie dabei die Natur! Vorsichtig abschneiden, oft nur den Mitteltrieb, damit sich jede Pflanze gut erneuern kann. Nur die benötigte Menge sammeln. Die frischen Teile sind weitaus am wirksamsten. Lieber weniger heimnehmen und öfter sammeln.

Zubereitung

Eine Handvoll gut durchmischter, frisch zerkleinerter Schosse wird in ein etwa 2 Liter fassendes Gefäß gegeben und mit $1^1/_2$ Liter Wasser übergossen. Kurz aufkochen, 30 Sekunden ziehen lassen. Vom Absud morgens nüchtern langsam $^1/_4$ Liter trinken, den Rest über den Tag verteilt. Falls erwünscht, kann pro Tasse 1 Teelöffel Honig aufgelöst werden.

Hauptanwendung
Frühjahrskur, Blutreinigung, Entschlackung, Regeneration.

Dazu Kräuterpfarrer KÜNZLE[3]: „Dieser Tee reinigt und säubert den ganzen Leib. Hat schon ganz elend kranke Menschen wieder gesund und blühend gemacht. Der *verlorene Appetit* kehrt wieder. *Kopfweh* und *Druck im Leibe* sind fort. Die Mehlsackfarbe vergeht, der Totengräber kann seine Schaufel wieder in den Schopf stellen."

Kurdauer

Bei jüngeren Personen sind 2–3 Wochen, bei älteren 3–5 Wochen erforderlich. Kürzere Zeiten reichen nicht aus. Als eine Dame in den sogenannten besten Jahren schon nach einer kurzen Blutreinigungsdauer ungeduldig wurde, sagte ihr Pfarrer KNEIPP zu Recht: „So ein altes Haus putzt man nicht an einem Tage aus!" Man kann sich vorstellen, welche Fülle an Kräften zur Frühjahrszeit in den Trieben lebt, und wie diese gewissermaßen im Tee freigesetzte Wuchs- und Schubkraft aus der Apotheke der Natur sich dann reinigend und befreiend im menschlichen Organismus auszuwirken vermag.

Charakteristischer Fall

1. Verarmter *Gutsbesitzer*, 50, der bei den landwirtschaftlichen Arbeiten selbst die Hand anzulegen hat, klagt über zunehmende *Frühjahrsmüdigkeit*, Schwerfälligkeit, Bewegungsunlust und Verdrossenheit: „Ich spüre deutlich, wie ich rasch alt und unbrauchbar werde!" Er führt gewissenhaft die beschriebenen 2 Vorschriften zur Essensdisziplinierung und obige Frühjahrskur durch. Nach 5 Wochen fühlt er sich wieder wohl, seine Beschwerden sind verflogen, das Gewicht ist um 4 Kilo vermindert. Auf die Frage nach seiner Beweglichkeit meint er: „Die frischen Triebe im Tee haben mich wieder auf Trab gebracht. Wichtig sind die Eßvorschriften. Man kennt das zwar, handelt aber nicht danach, obwohl jeder weiß: Ein hungriger Esel läuft leichter als ein vollgefressenes Rennpferd. Nächstes Frühjahr wird diese Kur wiederholt!"

Kardinalheilmittel – Erläuterung

Unter Kardinalheilmittel (Remedia cardinalia) der Mild-Heilkräuterkuren verstehen wir reaktionsverbessernde, umstimmende, abwehrsteigernde und regenerierende Heilpflanzen, die besonders tief eingreifend wirken. Oft sind sie unter allen Kräutern allein in der Lage, bestimmte, den Leiden zugrundeliegende *tiefere* Ursachen wirksam zu bekämpfen.

Wenn sich im Laufe einer Mild-Heilkäuterkur trotz anscheinend richtiger Auswahl und Anwendung der Pflanzen längerfristig keine befriedigenden Ergebnisse einstellen, dann sollte man immer auch an die zusätzliche Anwendung eines der 7 angeführten Kardinalheilmittel denken (siehe Tafel I auf S. 43).

2. Frühjahrskur mit Brennesseln

Brennesseln räumen mit faulen Säften
im Inneren gründlich auf.

SEBASTIAN KNEIPP

Die *Brennessel* (Urtica dioica) ist das *Kardinalheilmittel* (Remedium cardinale) Nr. 1 unter den in dieser Schrift dargestellten Mild-Heilpflanzen. Schon im Altertum wurde sie als Heilkraut geschätzt. Sie weist einen hohen Gehalt an wertvollen Mineralstoffen (Calcium, Eisen, Kalium, Phosphor) auf, an Vitaminen (A, B, C), Pflanzenhormo-

Kardinalheilmittel der Mild-Heilkräuterkuren

Die folgenden 7 Pflanzen besitzen tief in die Funktionsabläufe des Organismus eingreifende, reaktionsumstimmende, abwehrsteigernde und regenerierende Fähigkeiten.

1. Brennessel: Kardinal-Blutreinigungs- und Blutbildungsmittel
durchblutungsverbessernd durch Beeinflussung des arteriellen Systems. Sauerstoff-, Eisenstoffwechsel und Zellatmung fördernd.
Verwandte, aber schwächer umstimmende Wirkung: Schnittlauch, Petersilie

2. Schafgarbe: Kardinal-Venenmittel
durchblutungsverbessernd durch Beeinflussung des venösen Systems, besonders Pfortadersystem (Verdauung), Unterleibsvenen (Frauenorgane), Hämorrhoiden. Bestes blutungsstillendes Kraut.
Verwandte, aber schwächer umstimmende Wirkung: Mistel, Steinklee.

3. Knoblauch: Kardinal-Abwehrmittel
abwehrkraftsteigernd, antiseptisch, gärungs-, fäulnis- und infektionsdesinfizierend, körpereigene Bakterienflora verbessernd.
Verwandte, aber schwächer umstimmende Wirkung:
Bärlauch, Schnittlauch, Zwiebel, Meerrettich.

4. Wermut: Kardinal-Verdauungsmittel
bei chronisch-konstitutioneller Magen-Leber-Galle-Darm-Verdauungsschwäche, Dyspepsie, bei Magen-, Darm-, Unterleibssenkung.
Verwandte Wirkung:
Kalmus, Bitterklee, Berberitze.

5. Seifenkraut: Kardinal-Reiz- und Umstimmungsmittel
bei fehlerhafter Blut- und Säftezusammensetzung (Dyskrasie), bei hartnäckigen therapieresistenten Bronchial-, Verdauungs- und Hautleiden.
Verwandte, aber schwächer umstimmende Wirkung:
Goldrute, Stiefmütterchen, Gänseblümchen, Primel.

6. Johanniskraut: Kardinal-Nervenmittel
bei psychosomatischen Störungen, Angst, Unruhe, Depressionen (nicht endogen), Überforderung des Nervensystems, klimakterischen Ausfallerscheinungen, Schlafstörungen, Nervenregenerationsmittel auch bei Verletzungen.
Verwandte, aber schwächer unstimmende Wirkung:
Melisse, Baldrian, Hopfen.

7. Zinnkraut: Kardinal-Gewebemittel
Stütz- und Bindegewebe, Schleimhaut, Haut, Nägel, Haare, Augen kräftigend, elastizitätssteigernd, strukturverbessernd, regenerierend.
Verwandte, aber schwächer umstimmende Wirkung:
Vogelknöterich, Hohlzahn, Lungenkraut.

nen und Chlorophyll (Blattgrün). Ihre Wirkung ist sehr vielseitig. So regt sie als „Wassertreiber" die Harnausscheidung an und hat sich bei Ausscheidungsschwäche der Nieren, entzündlichen Prozessen der Harnwege und bei Harngriesbildung bewährt. Sie belebt auch die Magen-, Darm-, Leber- und Gallenfunktion. Ihre auflösenden, reinigenden und die Ausschwemmung verbrauchter „fauler" Säfte för-

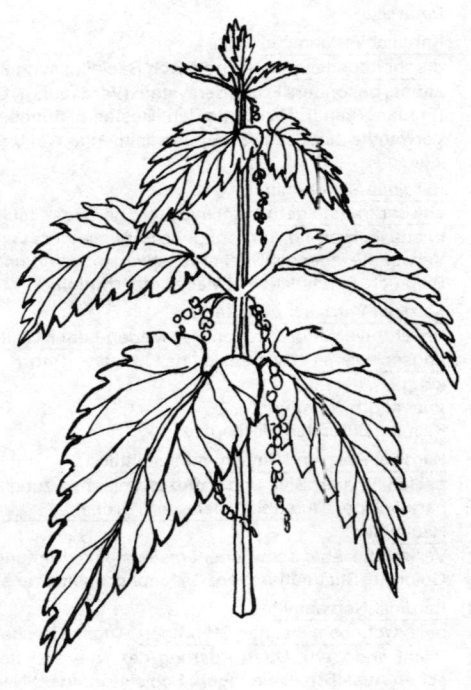

Brennessel

dernden Kräfte machen die Brennessel zu einem hervorragenden Entschlackungsmittel. Schon um 1000 n. Chr. wurde in der damals berühmten medizinischen Schule zu Salerno gelehrt:

„Die Brennessel kommt uns bei allen Leiden der Gelenke zu Hilfe."

Tatsächlich ist dieses „Unkraut" bei Gelenks- und vielen anderen Leiden zu empfehlen, wenn ihnen ein träger Stoffwechsel, Verschlakkung der Gewebe oder Ausscheidungsschwäche der Nieren zugrundeliegen. In diesem Falle, oder wenn der Patient früher schon nierenkrank gewesen ist, sollte man an eine Brennesselkur denken. Dies gilt besonders bei Gelenkleiden, rheumatisch-gichtischen Erkrankungen (harnsaure Diathese), Hautausschlägen wie Ekzem, Akne (Blutreinigung!), Nesselsucht und anderen Allergien, einschließlich Heuschnupfen. Brennesselkuren sind außerdem immer wertvoll bei Eisenmangel-Blutarmut, bei Infektanfälligkeit sowie bei Durchblutungsstörungen der Hirn-, Herzkranz- und Beingefäße, Raucherbein, ferner bei Prostataleiden und bei Haarverlust.

Die Kardinalwirkung der Brennessel

Die Brennessel dient als Blutreinigungs- und Blutbildungsmittel, das auch die Durchblutung des arteriellen Gefäßsystems fördert. Als Träger von Eisen-Eiweißverbindungen regt diese Pflanze die Bildung von Blutfarbstoff (Hämoglobin) und von roten Blutkörperchen an[19]. Mehr Sauerstoff gelangt dadurch an die Körperzellen, was die „innere Atmung" verbessert. Stoffwechselschlacken werden vermehrt verbrannt und durch die gleichzeitige Nierenanregung besser ausgeschieden.

Eine systematisch durchgeführte Brennesselkur empfiehlt sich:
1. als *Vorbeugungsmaßnahme* in Form einer Frühjahrs- oder Herbstkur sowie zur *Einleitung* einer Heilkräuterbehandlung oder einer Fastenkur,
2. als *Heilkur* bei den oben angeführten Störungen (als alleinige Therapie oder als *Begleittherapie* im Rahmen anderer ärztlich verordneter Heilmaßnahmen),
3. als *ergänzendes Kardinalmittel* bei Störungen, die auf die bisher angewendeten Heilkräuter nicht befriedigend ansprechen und als Unterstützung die speziellen Kardinalwirkungen der Brennessel benötigen.

Hauptwirkung

Kardinal-Blutreinigungs- und Blutbildungsmittel. Durchblutungsverbessernd bei arteriellen Durchblutungsstörungen. Bei
Eisenmangel, unzureichender Harnausscheidung, Verschlakkung, Infektanfälligkeit, gichtisch-rheumatischen Erkrankungen, Prostataleiden, Ekzemen, Allergien und Haarwuchsstörun-
gen.

Sammeln

Die Wirkung der frischen Pflanzen ist besser. An sauberen Plätzen
in freier Natur oder im eigenen Garten kann man leicht Brennesselblätter sammeln. Handschuhe anziehen! Besonders gut sind frische
junge Triebe. Mangels Frischpflanzen kann man auch Trockenbren-
nesseln aus Kräuterhandlungen beziehen. Die Kuren lassen sich das
ganze Jahr hindurch durchführen. Es gibt mehrere Anwendungsformen:

a) Brennessel-Teekur

Frische Blätter und Stengel und/oder Wurzeln vor Verwendung
klein aufschneiden. 2 EL (Eßlöffel) auf 1 l (Liter) Wasser zur Sekundenüberbrühung (S. 26). *Oder:* 4 TL (Teelöffel) Trockenblätter auf 1 l
Wasser zur Minutenüberbrühung.

Anwendung

Die 1. Tasse ist morgens nüchtern kleinschluckweise zu trinken,
der Rest über den Tag verteilt. Bei gutem Zustand sind 1 l, ansonsten
$1^1/_2 - 2$ l zu trinken. Durchschnittliche Kurdauer: 1–2 Monate. Gegen
längere Anwendung bestehen keine Bedenken.

Bei empfindlichem Magen mischt man das Kraut mit der gleichen
Menge Kamille oder Anserine.

Bei sehr nervösen Personen nimmt man Johanniskraut- oder Melissentee mit Brennesseln. Äußere Anwendung siehe Haarkuren!

46

Bei *Heuschnupfen* ist der Brennesseltee (mit 1 TL Schwedenbitter oder „Bitterelixier-individual" pro Tasse kombiniert) als Frühlingskur zu nehmen.

Anstelle der Teekur ist ebenfalls günstig:

b) *Brennessel-Kaltansatz-Kur*

Die Tagesration von 1 Handvoll frischer Blätter wird klein geschnitten, mit $^1/_2$ Liter lauwarmem Wasser übergossen, zugedeckt, über Nacht stehen gelassen, morgens abgeseiht und $^1/_4$ Liter nüchtern, der Rest tagsüber oder vor dem Mittagessen anstelle einer Suppe kleinschluckweise getrunken. Der Geschmack ist neutral, es schmeckt sozusagen „grün" (Chlorophyll!). Außerdem empfiehlt sich die Brennessel als:

c) *Salatbeigabe* (siehe Wildgemüse-Rohsalatkuren). Wertvoll ist oft auch der:

d) Anämie-Tee (Teemischung 4)

Brennessel	50 g	– Kardinalmittel zur Anregung der Blutbildung
Schafgarbe	30 g	– Kardinal-Venenmittel, Blutbildung anregend
Wermut	20 g	– Kardinal-Verdauungsmittel, für verdauungsschwache, blutarme Personen.

Zubereitung

Gut gemischt, 1 gehäufter TL / $^1/_4$ l, Minutenüberbrühung.

Anwendung

Bei Blutarmut, Eisenmangelsymptomen und Verdauungsschwäche. 2–3 × 1 Tasse über 5–6 Wochen, als Unterstützung der ärztlichen Therapie. Auch zur Nachbehandlung nach Entschlackungskuren bei appetitschwachen blassen Personen sehr günstig.

Anmerkung

Jungen Gänsen, die schlecht gedeihen, füttert man mit bestem Erfolg Brennessel zu. Früher frisierten Pferdehändler alte klapprige Gäule auf jung, indem sie ihnen auf einige Wochen täglich 2 Handvoll frisch gemahlene Brennessel*samen* in den Hafer beimengten. Danach gingen die alten Klepper wie junge ins Geschirr. Ein bekannter Kräuterfachmann hat einen entsprechenden Selbstversuch gemacht, weil er die Wirkung auf den Menschen erproben wollte. Er war tief beeindruckt und meinte, hier müßten auch beachtliche hormonelle Kräfte im Spiel sein[5].

3. Wildgemüse-Rohsalatekuren

Zum Wildgemüse gehören Brennessel, Löwenzahn, Bärlauch, Brunnenkresse, Spitzwegerich, Huflattich, Schlüsselblume, Bitteres Schaumkraut, Geißfuß usw.

Man gebraucht gerne mehrere Wildgemüse gemischt, wodurch der Organismus besonders viele Wirkstoffe erhält und ein teilweise fader oder scharfer Eigengeschmack ausgeglichen wird. Nur frische Blätter vor der Blütezeit verwenden!

Eine überzeugende Wirkung als Kur kommt nur zustande, wenn man das Wildgemüse nicht nur dann und wann, sondern systematisch, alltäglich, auf etwa 2 Monate einnimmt.

Zubereitungsmöglichkeiten

a) Fein gewiegt auf Butter-(Käse)-Brot aufgelegt, unter Topfen (Quark) gemengt, in Suppen, auf Kartoffeln aufgestreut usw.

b) Als Misch-Rohsalat, wie

Brennessel-Geißfuß-Salat

Brennessel und Geißfuß (Aegopodium podagraria) fein geschnitten, zu gleichen Teilen gemischt, ergeben einen schmackhaften Wildgemüsesalat. (Feingeschnittene Brennesseltriebe eignen sich überhaupt vorzüglich als Salatbeigabe.)

Löwenzahn-Mischsalat

Frisch gestochene Blätter und Löwenzahnwurzeln gründlich reinigen, klein schneiden, mit etwas Kartoffeln (und feingeschnittenen Trieben von Brennesseln und eventuell anderen Frühlingskräutern) zum herrlich bitteren Frühlingssalat zubereiten.

48

c) *als Rohsaft:* zerhacktes Wildgemüse auspressen, 1 Eßlöffel Saft der 10fachen Menge Wasser, Milch, Buttermilch oder Schleimsuppe zufügen. Nie pur trinken (unbekömmlich!).

d) *als Gemüse:* Wildgemüse kurz in Wasser aufkochen, mit etwas Meersalz (Vollsalz) würzen, mit gutem Öl dünsten.

Ein hervorragendes Wildgemüse ist der

Bärlauch (Allium ursinum) (Abb. 1)

> Der Duft des Lauchs ist nicht sehr fein –
> Doch putzt er fein die Adern rein.

Der Lauch ist ein intensiv wirkendes Blutreinigungs- und Entschlakkungskraut, weiterhin ein abwehrsteigerndes Katarrh-, Grippe-, Bronchial-, Darm- und Hautmittel, das man klein geschnitten auf das Butterbrot geben oder fein gehackt überall anwenden kann, wo man sonst Petersilie verwendet. Bärlauch mit Brennesselblättern und Löwenzahn gibt einen wirkungsvollen „Entschlackungssalat". Kräuterpfarrer KÜNZLE[3]: „Ewig kränkelnde Leute, Leute mit Hautausschlägen, Mehlgesichter und Rheumatische, sollten den Bärlauch verehren wie Gold..." Bärlauch ist der wilde oder Waldknoblauch und mit Knoblauch wirkungsverwandt. Siehe auch Kreislaufkuren!

Hauptanwendung

Abwehrsteigerndes Blutreinigungs-, Entschlackungs- und Grippemittel; desinfizierend, antirheumatisch, antisklerotisch.

49

Kren oder Meerrettich (Cochlearia armoracia) und Schwarz- oder Bierrettich (Raphanus sativus)

Beide Pflanzen sind wertvolle Blutreinigungsmittel. Außerdem gehören sie durch ihren hohen Gehalt an Schwefelöl, wie Bärlauch und Knoblauch, zu den wichtigsten, die Eiweißverdauung unterstützenden Mitteln (siehe Tabelle III). Bei dem heute verbreiteten Überkonsum an tierischem Eiweiß, bei schlechter Eiweißverträglichkeit und bei abnormer Darmflora sind solche Pflanzen hilfreich. Sie behindern die Entstehung von Eiweißfäulnis im Darm, die Bildung von Giftstoffen wie Indikan, Cadaverin (Leichengift) usw., sowie das Auftreten von Blähungen, Völlegefühl und bestimmten anderen Verdauungsbeschwerden durch schlechten Eiweißabbau. Auch wirken sie den Folgen des üppigen Fleischgenusses entgegen, die sich in Form gichtisch-rheumatischer Veränderungen, Stoffwechsel-, Haut- und anderen Leiden äußern.

Während *Kren* mehr die Eiweißverdauung unterstützt, stehen bei *Schwarzrettich* die Anregung des Gallenabflusses und der Entgiftungsvorgänge in der Leber im Vordergrund. Das instinktsichere „einfache" Volk von Bayern unterstützt mit Vorteil schon lange die oft durch übermäßiges Biertrinken überbeanspruchte Leber durch gleichzeitiges Essen des „Bierradi". Kren und Bierrettich sind im Frischzustand unvergleichlich wirksamer. Wenn die Hausfrau Kren reibt, kommen ihr die Tränen. So stark ist die Frischwirkung. Läßt man ihn länger stehen, verflüchtigt sich die Kraft. Ähnlich verhält es sich mit vielen anderen Heilkräutern!

Lange abgelagert wirken sie oft nur mehr schwach.

Tagesdosis: 1–2 Teelöffel der geriebenen Wurzel.

4. Andere blutreinigende Kräuterkuren

Die beschriebenen Wildgemüse können – mit Ausnahme von Bärlauch, Kren und Schwarzrettich – auch als blutreinigende Kräutertees verwendet werden. Dazu seien noch die entsäuernden wassertrei-

benden Birkenblätter, die blutreinigenden Walderdbeer-, Brombeer-
und Himbeerblätter, ferner das entkrampfende Schafgarben- und das
beruhigende, gemütaufhellende Johanniskraut angeführt. Eine besonders wertvolle blutreinigende Pflanze ist außerdem:

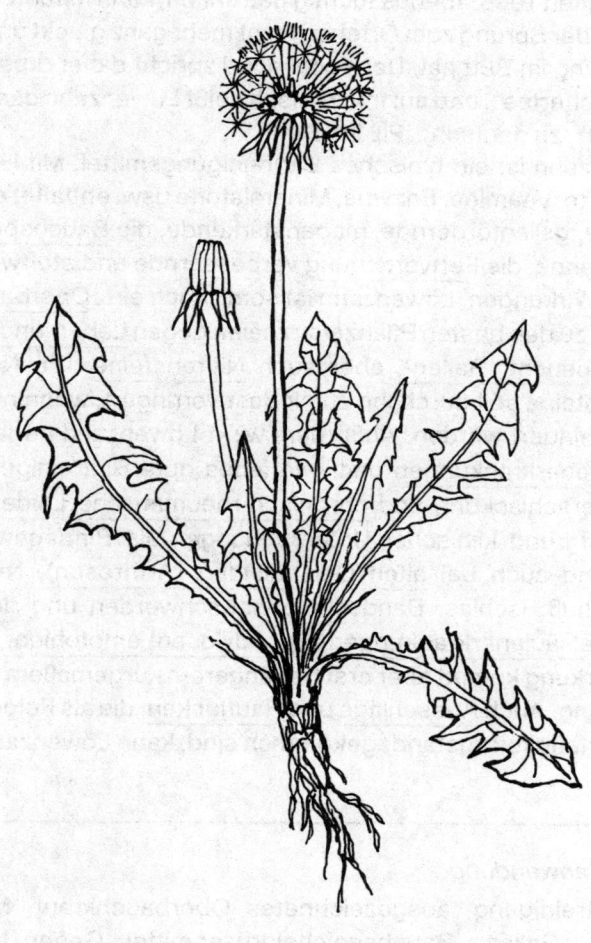

Löwenzahn

51

Löwenzahn (Taraxacum officinale)

Alle Rheumatiker sollten am Ende des
Winters eine Löwenzahnkur machen[6].

Dr. R. F. WEISS

Die wassertreibende Kraft des aus *frischen* Löwenzahnblättern hergestellten Tees, abends tüchtig getrunken, kann mitunter so heftig sein, daß der Sprung zum Örtchen nicht mehr ganz glückt und man die Bescherung im Bett hat. Der Volksmund spricht daher drastisch vom „Bettsoachertee", und auf französisch heißt Löwenzahn ganz offiziell: „Pissenlit", zu deutsch: „Piß ins Bett".

Löwenzahn ist ein typisches Blutreinigungsmittel. Mit Hilfe seiner Bitterstoffe, Vitamine, Enzyme, Mineralstoffe usw. entfaltet er wassertreibende, gallenfördernde, magenstärkende, die Bauchspeicheldrüse anregende, die Fettverdauung verbessernde und stoffwechselbelebende Wirkungen. Löwenzahn ist somit auch ein „Oberbauchkraut" und zählt zu den besten Pflanzenarzneien gegen Leber- und Gallenleiden, Gelbsucht, Gallen-, aber auch Nierensteine. Die Neubildung solcher Steine soll durch ihn zumindest verringert, wenn nicht sogar ganz verhindert werden. Außerdem wirkt Löwenzahn gegen Nieren- und Blasenerkrankungen und, wie jedes gute Blutreinigungsmittel, gegen Verschlackung und chronisch-rheumatische Leiden. Er wird sogar aufgrund klinischer Untersuchungen als Bindegewebemittel gelobt und auch bei alten Gelenkleiden (Arthrosen), Neigung zu Hexenschuß, Ischias, Bandscheibenbeschwerden und degenerativen Wirbelsäulenerkrankungen (Spondylosen) empfohlen.

Die Wirkung kommt aber erst bei längerem kurgemäßem Gebrauch zur Geltung. Auch Ausschläge und Hautjucken, die als Folge schlechter Lebertätigkeit zustandegekommen sind, kann Löwenzahn beseitigen.

Hauptanwendung

Blutreinigung, ausgezeichnetes Oberbauchkraut, Magen-, Leber-, Gallen-, Bauchspeicheldrüsenmittel. Gegen Nieren-, Blasen-, Gelenkleiden und Hautausschläge. Antirheumatische entschlackende Wirkung.

Zubereitung

2 TL der gesamten Pflanze mit Wurzeln, Blüte, Stengel und Blättern, gut zerkleinert auf $^1/_4$ l, als Kalt-Warm-Methode.

Anwendung

Morgens nüchtern 1 Tasse trinken, im Laufe des Tages noch weitere 3 Tassen, als Blutreinigungs-, Leber- und Nierenkur über 5–6 Wochen.

Als Gelenkkur 2–3 × 1 Tasse über 2–4 Monate. (Spätabends nicht viel trinken – Pissenlit!)

Auch 5 Blütenstengel der blühenden Pflanze, gründlich gekaut, können täglich als 4-Wochenkur für Bauchspeicheldrüse, Leber, Galle und Nieren roh gegessen werden.

Nierensandkur

Zur Ausscheidung von Nierensand und Harnleitersteinen kann man nach vorheriger ärztlicher Genehmigung(!) so vorgehen: 5 TL frische, zerkleinerte Löwenzahnblätter auf 1 l als Sekundenüberbrühung. Morgens nüchtern innerhalb von 15 Minuten 1 Liter Tee trinken. Dauer der Kur individuell je nach ärztlicher Anweisung.

Zur Nierensand-Vorbeugung

1 × wöchentlich 1 Liter nüchtern trinken, als regelmäßige Wochenendkur.

Charakteristische Fälle

2. *Medizinstudentin,* 22, schlank, auffallend *blaß,* appetitlos, klagt über dauernde *Müdigkeit, Konzentrationsschwäche,* ständiges *Frieren.* Morgens kommt sie nur mit größter Anstrengung aus dem Bett. Die Frühjahrssonne wird schlecht vertragen, steigert die Müdigkeit. Sie erhält täglich 3 Tassen Brennessel- und ebensoviel Löwenzahntee sowie reichlich verschiedene Wildgemüse. Nach 2 Monaten geht es ihr unvergleichlich besser. Sie studiert wieder konzentriert, anstelle der Blässe ist eine gute frische Gesichtsfärbung zu sehen, sie fühlt sich sehr wohl.

3. *Schülerin,* zart, blaß, tief umränderte Augen, krank aussehend, ist seit 1 Jahr immer wieder krank, erhält vom Kinderarzt wiederholt Antibiotika, doch folgt auf einen Infekt der nächste: *Schnupfen, Nebenhöhleneiterung, Mandelentzündung, Bronchitis und Lungenentzündung.* Sie kann sich nicht mehr richtig erholen, fehlt viel in der Schule, die Bronchitis flackert immer wieder auf.

In diesem Zustand werden bei ihr alle Medikamente abgesetzt. Sie erhält statt dessen eine homöopathische Arznei, 2mal täglich Rumpffreibebäder nach KUHNE[4], 3 Tassen „Bronchialtee akut" (siehe später) und zum Essen eine systematische Wildgemüsekur.

Nach kurzer Zeit bekommt das Mädchen guten Appetit, nach 6 Wochen hat sie wieder Farbe im Gesicht, sieht wesentlich gesünder aus, fühlt sich wohl, hat 2 Kilo an Gewicht zugenommen und nie mehr in der Schule gefehlt. Die Bronchitis ist ausgeheilt.

4. *Angestellter*, 32, wurde wegen Brechdurchfall im Krankenhaus mit hohen Antibiotikadosen behandelt. Seither besteht ein *allgemeiner Schwächezustand,* er kann sich nicht mehr erholen und fühlt sich elend. Auf täglich 2 Rumpffreibebäder nach KUHNE[4], 2 Liter Tee aus selbst gesammeltem Löwenzahn und einer Wildgemüsekur ist er nach 2 Wochen bereits in viel besserer Verfassung, hat wieder Farbe im Gesicht und berichtet: „Die harntreibende Wirkung des Tees ist phänomenal, einmal ging es beinahe daneben! Aber es geht mit mir großartig voran, ich bin sehr froh und mache konsequent weiter!" In diesem Fall war die Giftableitung über die Nieren entscheidend für den sich bereits abzeichnenden Erfolg.

Historisches

Während des Deutsch-Französischen Krieges 1870–71 trat eine *Gelbsuchtepidemie* auf. Dabei fiel dem Battaillonsarzt Dr. SEGGEL vom Bayrischen 1. Armeecorps auf, daß die Kürassiere einer einzigen Brigade von der ansteckenden Krankheit verschont blieben, obwohl überall die gleichen Lagerbedingungen herrschten. Nur in der Verpflegung gab es einen Unterschied: die nicht erkrankte Brigade hatte als Beilage zur üblichen Gulaschkanonenernährung ständig frischen Löwenzahn erhalten. Der Arzt ordnete daraufhin für alle Brigaden zusätzliche Löwenzahnverpflegung an, worauf die Epidemie abklang. Wissenschaftler haben daraufhin die Ereignisse analysiert, ohne sie klären zu können. Man konnte keine Zusammenhänge aufdecken. Heute hingegen weiß man mehr um die gute Leberwirkung des Löwenzahnes und kann annehmen, daß Dr. SEGGEL richtig beobachtet und gehandelt hat[7].

II. MUND-, ZAHNFLEISCH-, RACHENPFLEGEKUREN

> Der Herr mag uns alle Sünden vergeben,
> der vernachlässigte Körper tut das nie.
>
> Indische Weisheit

Mund-, Zahnfleisch- und Rachenpflege ist für jedermann wertvoll. Viele der üblichen chemischen Mundwässer, Spül- und Gurgelmittel schwächen die wertvolle Bakterienflora der gesunden Mundhöhle. Im Gegensatz dazu bewirken natürliche pflanzlich-aromatische Gurgel-mittel (Gargarismata) Durchblutungsförderung, Zahnfleischkräfti-gung und Beseitigung übler Geruchsbildung in der Mundhöhle. Sie helfen, Mund- und Zahnfleischerkrankungen und -entzündungen ra-scher auszuheilen. Ihre regelmäßige Anwendung ist nicht nur für Träger von Zahnprothesen empfehlenswert, sondern für jedermann zur Zahnfleisch-, Rachen-Mandelpflege, und für bessere Verhütung von Ansteckungen.

1. Salbei (Salvia officinalis) (Abb. 2)

> Salbey machet einen guten Athem
> die Zähn und Zahnfleisch sauber und steiff...
> Ist auch nützlich den Weibern...
>
> TABERNAEMONTANUS (1731)

> Salbei hat sehr große Tugenden.
>
> PARACELSUS (1493–1541)

Der Echte Salbei (Gartensalbei, nicht Wiesensalbei) ist das Probio-tikum der Mundhöhle schlechthin. Er hemmt krankmachende Bakte-rien in ihrem Wachstum, wirkt desinfizierend und antiseptisch und kräftigt außerdem durch seine Gerbstoffe die Schleimhäute. Während die üblichen Antibiotika (Penicillin usw.) schädliche und nützliche Bakterien angreifen und bei „Feind und Freund" sozusagen „tabula rasa" machen, unterstützt Salbei die Abwehrfunktion der nützlichen Flora und fördert die Beseitigung der schlechten Bakterien. Die Do-mäne des Mittels ist daher die Anwendung als desinfizierendes Mundspül-, Gurgel- und Zahnpflegemittel. Es dient der Gesunderhaltung des Mund- und Rachenraumes sowie der Bekämpfung von Erkältungskrankheiten, Grippalinfekten, Halsweh, Lymphknotenschwellungen der Mundhöhlen-Halsregion, Angina usw. Auch bei zerklüfteten, chronisch eiternden Mandeln, Infektionen, Eiterungen und Entzündungen der Mundhöhle, eitrigen Zahntaschen, Zahnfleischgeschwüren, lockeren und blutenden Zähnen desinfiziert und reinigt das Gurgeln mit Salbei. Rechtzeitig angewendet hilft er in vielen Fällen, vorgesehene Mandeloperationen unnötig zu machen. Bei ausgeprägten Zahnfleischschäden ist die Kombination mit Tormentille (siehe unten) zu empfehlen.

Innerlich wird das Mittel bei Magen- und Darmkatarrhen, Appetitlosigkeit, Durchfall und Blähungen, Husten, Verschleimung und nervöser Erschöpfung, Schwächezuständen, sowie bei nächtlichen krankhaften Schweißausbrüchen, Hand- und Fußschweiß, bei Unterleibsschwäche (als Sitzbad) und als Hilfe zum Abstillen erfolgreich angewendet. MESSEGUÉ empfiehlt Salbei zur Blutzuckersenkung bei Zuckerkrankheit[8]. Außerdem wirkt die Pflanze regulierend auf die Menstruation („Ist auch nützlich den Weibern") und unterstützt als Gewürzkraut die Verdauung fetter Speisen (Braten).

Hauptanwendung

Mund-Zahnfleisch-Rachendesinfektion. Angina, Grippalinfekte, Verschleimung, Schweiße, nervöse Erschöpfung.

Zubereitung

2 TL Frischblätter / $^1/_4$ l Sekundenüberbrühung oder
1 TL Trockenblätter / $^1/_4$ l Minutenüberbrühung.

Anwendung

Zur Mund- und Zahnpflege: 2 × tgl. Mundspülen, Gurgeln;
• zur Behandlung infektiöser Prozesse: möglichst oft Spülen und Gurgeln;
• für Halswickel und Umschläge (sehr wirksam!);

56

- oder Frischpflanzenessenz, 3 × 20 Tropfen gurgeln und einnehmen*);
- bei besonders schweren eitrigen Prozessen kann man auf $\frac{1}{4}$ l Salbeitee noch 20 Tropfen Walnußessenz geben (siehe S. 60), zum Gurgeln und Einnehmen;
- für innere Einnahme die Blätter 3 Minuten ziehen lassen (sonst schlechtere Verträglichkeit und begrenzte Einnahmedauer). Nach den Mahlzeiten und vor dem Einschlafen je $\frac{1}{2}$ Tasse;
- bei Insektenstichen Salbei- oder Spitzwegerichblätter quetschen oder ankauen und auflegen.

2. Wegmalve oder Käsepappel (Malva silvestris) (Abb. 3)

Sie ist eine bedeutsame Schleimpflanze, bewährt bei ganz akuten und besonders schmerzhaften Prozessen in Mund und Rachen, bei Mund- und Zahnfleischgeschwüren, bei Angina, Kehlkopfentzündung mit Schluckbeschwerden, Heiserkeit, Bronchitis, Verschleimung, Trockenheit im Mund, Rachen und Nase. Durch ihren hohen Schleimgehalt erzeugt die Malve eine schützende Auflage auf den entzündeten Schleimhäuten, beruhigt die gereizten Nervenenden und fördert dadurch die Heilung. Gleichzeitig entfalten die Gerbstoffe der Pflanze eine mild zusammenziehende, straffende und widerstandskräftigende Wirkung. Daher ist die Malve auch für alle entzündlichen Erkrankungen sowohl der Haut (juckende Ausschläge und Allergien) wie des gesamten Verdauungstraktes von der Mundhöhle bis in den Enddarm ein hervorragendes Heilmittel (siehe auch Magen- und Hämorrhoidenkuren). Die Käsepappel dient auch während und nach Fasten- und Entschlackungskuren zur Unterstützung einer raschen Regeneration der Verdauungsschleimhäute.

---

* Näheres über Essenzen und Tinkturen im Teil 3.

Zubereitung

Als Spülmittel und für Umschläge: 5–6 gestrichene TL der Blätter auf $^3/_4$ l als Kaltansatz;
zum Trinken: 1 gehäufter TL / $^1/_4$ l als Kaltansatz.

Anwendung

Möglichst oft Mundspülen, Gurgeln;
- bei innerem Bedarf 3 × 1 Tasse trinken;
- für Umschläge bei Angina und bei juckend-brennenden Hautentzündungen (Allergien);
- Malve ist besonders bewährt bei vergrößerten, verhärteten Drüsen, Geschwüren und schmerzenden Hämorrhoiden als erweichende Umschläge. Siehe S. 84 und S. 118.

3. Blutwurz oder Tormentille (Potentilla tormentilla) (Abb. 22)

Tormentillwurzel im Wasser gesotten und den Mund offtermals damit ausgespühlet –
festnet die wacklenden Zähne –
und vertreibet den üblen Gestanck derselben.

TABERNAEMONTANUS

Sie ist der große Gewebestraffer oder das Adstriktionsmittel der Schleimhäute[41], von der Mundhöhle bis zum Enddarm. Als Gurgelmittel reinigt sie Mundhöhle und Zunge von Belägen, hemmt das Wachstum schädlicher Bakterien, zieht entzündlich veränderte, gereizte, aufgequollene, aufgelockerte Schleimhautstellen zusammen, entquellt, verdichtet und strafft sie, mindert Reizerscheinungen, schränkt übermäßige Sekretionen ein und steigert die Widerstands-

58

kraft. Tormentille strafft das Zahnfleisch, festigt lockere Zähne, fördert die Heilung der Parodontose, die mit Zahnfleischentzündungen, -schwellungen und -blutungen einhergeht, ebenso von Schleimhautdruckstellen und -geschwüren (z. B. durch Zahnprothesen), Aphten (schmerzhaften kleinen Mundbläschen), Mandel- und Rachenentzündungen.

Innerlich wird die Blutwurz bei Schleimhautentzündungen im Magen-Darmtrakt, bei Durchfällen (S. 112) und Blutungen (daher „Blutwurz") empfohlen.

Hauptwirkung

Gewebestraffung, Entzündungshemmung, Entquellung geschwollener Schleimhäute. Bei Parodontose, Zahnfleischschwellung, -bluten, Mundgeschwüren, Mandel- und Rachenentzündungen, sowie Entzündungen des gesamten Verdauungstraktes, Durchfällen.

Zubereitung

1 gestrichener TL der Wurzel / $^1/_4$ l als Kalt-Warm-Methode (oder Heißansatz S. 27).

Anwendung

- Zur Vorbeugung: nach Zähneputzen, Mundspülen und Gurgeln;
- zur Behandlung der Parodontose, Zahnfleischbluten, Mundgeschwüre usw.: nach jeder Mahlzeit 5–10 Minuten lang Mundspülen, Gurgeln;
- oder als Frischpflanzen-Essenz 3 × tgl. 20 Tropfen gurgeln und schlucken;
- bei innerem Bedarf: 1–2 Tassen teelöffelweise über Tag verteilt.

4. Walnuß (Juglans regia)

Die Blätter der Walnuß sind ein Lymphreinigungs- und -stärkungs-mittel (Lymphatikum). Bei Belastung des Lymphsystems, Abwehr-schwäche gegen Infekte, Neigung zu schleppenden chronischen Entzündungen, Lymphknotenschwellungen, chronisch eitrigen Man-delentzündungen, chronischem Schnupfen, Nebenhöhlenprozessen, Mittelohrentzündung, mangelhafter Rückbildung geschwollener Lymphdrüsen (nach Infekten, Zahnoperationen usw.) und anderen Zeichen chronischer katarrhalischer Entzündungen und Entzün-dungsbereitschaft ist Walnußtee zum Gurgeln und zum Trinken ange-zeigt. Außerdem werden die Blätter als allgemeines Kräftigungsmittel, auch zur Stärkung des Zahnfleisches, bei Zahnlockerungen, bei Haut-

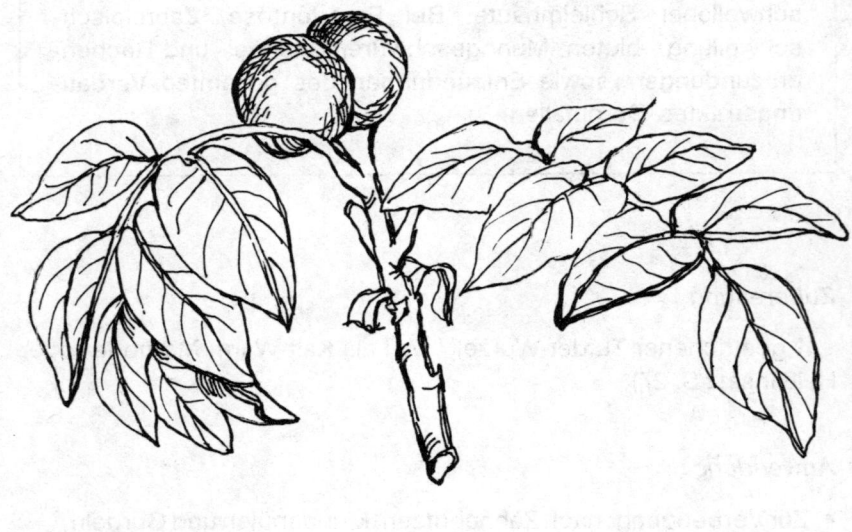

Walnuß

krankheiten mit Eiterpusteln, eitrigen Ausschlägen (Abwehrschwä-che!), Kopfgrind und Milchschorf empfohlen (Abwaschen der er-krankten Stellen mit Frischblättertee ist hilfreich).

60

Zubereitung

2 Tl Frischblätter / ¼ l, Sekundenüberbrühung.
1 TL Trockenblätter / ¼ l, Minutenüberbrühung.

Anwendung

Zum Gurgeln, Spülen, allein oder im Wechsel mit einem der zuvor genannten Mittel;
- innerlich 2–3× 1 Tasse zur Lymph- und Abwehrsteigerung, zur Magen- und Verdauungskräftigung;
- als Frischpflanzenessenz allein oder dem Tee als Verstärkung beigefügt (3× 15–20 Tropfen);
- für Umschläge bei Drüsenschwellungen, Hautkrankheiten;
- als Bäder gegen Fußschweiß (siehe auch Tafel III).

5. Wermut (Arthemisia absinthium) (Abb. 4)

Dieses Kardinalverdauungsmittel (siehe Leber-Gallenkuren) wirkt auch steigernd auf die Entgiftungs- und Abwehrkräfte des Körpers. Bei den ersten Erkältungs- und Infektzeichen, Frösteln, Niesen, Schnupfen, Halsweh sind 3 × ¹/₂ Tasse des möglichst heißen Tees zu trinken. Wermut ist auch als Vorbeugungsmittel zur Resistenzsteigerung bewährt[6]. Dazu genügt pro Tag ¹/₂ Tasse, in 3 Portionen eingenommen.

Charakteristische Fälle

5. *Kaufmann,* 50, leidet an empfindlichen, zerklüfteten, oft *entzündeten Rachenmandeln.* Mehrfach wurde ihm Operation empfohlen. Sein Zahnfleisch blutet beim Zähne-

putzen und wird durch eine Teilprothese leicht wund, worauf Mandeln und Lymphknoten anschwellen. Eines Tages kommt er direkt vom Zahnarzt mit starker *Zahnfleischent-
zündung* und deutlich geschwollenen Kieferwinkeldrüsen. Er erhält Tormentille und
Salbei im Wechsel zum Spülen sowie Salbeiumschläge. Darauf bilden sich die Entzündungen und Lymphknotenschwellungen innerhalb von 2 Tagen deutlich zurück. Anschließend trinkt er 8 Wochen lang Walnußblättertee und gurgelt 2 × tägl. mit Salbei.
Nach 3 Wochen ist sein Zahnfleisch unvergleichlich straffer, blutet nicht mehr, Mandeln
und Lymphknoten sind nicht mehr angeschwollen. Operation der Mandeln hat sich
erübrigt. Mundpflege mit Kräutertee wird beibehalten.

6. *Lehrerin,* 39, sehr *erkältungs-* und *infektanfällig,* leidet nach jedem kleinsten Infekt
an *Heiserkeit,* so daß sie nur mit großer Mühe unterrichten kann. Außerdem klagt sie
über *Zahnfleischschwund* und *-bluten (Parodontose).* Die bisherigen Bemühungen
dagegen hätten nichts geholfen.
    Sie erhält naturheilkundliche Richtlinien zur Steigerung der Abwehrkräfte wie Trok-
kenbürsten, heiß-kaltes Wechselduschen usw.[9]; außerdem Salbeitee zum Gurgeln
und zur Zahnfleischpflege mit ihrem Munddduschgerät. Zusätzlich 3mal 20 Tropfen der
Tormentillenessenz. In die Schule nimmt sie Salbeitee zum Mundspülen in der Pause
mit. Nach 2 Monaten hat sich das Zahnfleisch gestrafft, blutet nicht mehr, es besteht
größere Immunität. Eine Infektwelle bei ihren Schülern übersteht sie ohne Ansteckung.
Sie meint: „Wegen des Aufhörens des Zahnfleischblutens bin ich sehr glücklich! Aber
daß ich diesmal nicht angesteckt worden bin, ist für mich wie ein Wunder! Salbei ist
meine Rettung!" Tatsächlich kommt der Name Salbei aus dem Lateinischen und
bedeutet salvare (= heilen, retten).

7. *Zahnarzt,* 39, berichtet, daß es früher furchtbar gewesen sei, wenn ein Patient mit
Schnupfen zu ihm gekommen wäre. Schon am nächsten Tag sei ein Infekt bei ihm
„aufgeblüht" mit zahlreichen Komplikationen. Erst seit regelmäßigem Gurgeln mit
Salbei – besonders unmittelbar nach der Behandlung grippöser Patienten – hätte sich
seine Infektanfälligkeit verringert und sein Zahnfleisch entscheidend verbessert. Dadurch ermutigt hätte er sich mit anderen Heilpflanzenanwendungen in der Zahnmedizin
beschäftigt und dies mit viel Erfolg. Für die *Zahnfleischbehandlung* schätze er besonders die Tormentille.

III. SCHNUPFEN-, HALSWEH- UND INFEKTKUREN

Bei den akuten Erkältungs- und Infektionskankheiten sind die naturgemäßen Behandlungsmethoden von der Diagnose völlig unabhängig. Die Behandlung richtet sich nur nach den Gesichtspunkten der Entgiftung und Abwehrsteigerung, da spezifische Krankheitsbekämpfung von der Natur selbst durchgeführt wird.[10]

Prof. Dr. A. BRAUCHLE

Heute wissen nur noch die wenigsten Menschen, wie mit einfachen natürlichen Mitteln Erkältungsfolgen, Schnupfen-, Halsweh- und grippale Infekte auszuheilen sind. Daher wird oft schon bei harmlosen banalen Infekten, auch bei Kleinstkindern, mit stärksten Medikamenten „geschossen" und nicht selten ein möglicher Teufelskreis an Komplikationen in Gang gesetzt. Häufig geraten Kinder und Erwachsene in den Zustand der Abwehrschwäche und in eine Kette von Infekten, aus der sie nur schwer wieder herauskommen. Kaum ist eine Erkrankung überwunden, folgt schon die nächste. Und dann wird jede – wo noch möglich – mit stärkeren Mitteln und höheren Dosen bekämpft, was wieder ein Mehr an Nebenwirkungen zur Folge haben kann.

Naturheilmaßnahmen wirken hingegen komplikationsfrei, richtig eingesetzt meist verblüffend rasch und durchgreifend heilsam. Der Arzt kann aber vielfach nur in jenen Fällen naturgemäß behandeln, in denen der Erkrankte oder seine Angehörigen naturheilkundlich eingestellt sind. Dies ist verständlich, da im Zeitalter der Medikamente die Verordnung natürlicher Heilanwendungen wie Bäder, Schwitzpackungen oder Kräutertees meist auf Unverständnis und Ablehnung von Seiten des Patienten stößt. Dieser fühlt sich krank und verlangt nichts anderes als sein „Penicillin".

Aber schon HIPPOKRATES, der „Vater der Medizin", hat vor zweieinhalb Jahrtausenden gelehrt:

> „Das Leben ist kurz, die Kunst aber lang. Es genügt nicht, daß wir Ärzte das Erforderliche leisten; der Kranke selbst und seine Umgebung müssen jeder das Seinige zur Erreichung der Heilung beitragen."

Wer die praktische Anwendung einfacher natürlicher Heilmaßnahmen kennenlernen will, sei auf die im Literaturverzeichnis Nr. [9]

63

angeführte Schrift „Heilung der Erkältungs- und Infektionskrankheiten durch natürliche Behandlung" hingewiesen. Dazu seien als Heilkräuter angeführt:

1. Knoblauch (Allium sativum)

> An dem Tag, an dem man Knoblauch ißt,
> hat man kein Gift zu fürchten.
>
> Polnisches Sprichwort

Knoblauch ist das Kardinalabwehrmittel der Mild-Heilkräuterkuren. Es wirkt umstimmend, reaktionsverbessernd, widerstandssteigernd, desinfizierend und aufbauend bei Abwehr- und Immunschwäche, Infektanfälligkeit und Infekten sowie als Aufbaumittel nach Infekten („Fitmacher").

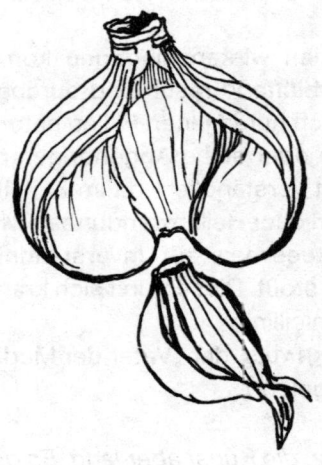

Knoblauch

Knoblauch hemmt das Wachstum von Krankheitserregern und dient der Vorbeugung und Behandlung von akuten und chronischen Infekten der Atmungs- und Verdauungswege. Dies gilt für infektiöse

Magen-Darmerkrankungen, auch für Ruhr und Paratyphus (als Zusatztherapie), Darmgrippen, Gärungs- und Fäulnisprozesse, abnorme Darmflora und deren Folgen wie Dyspepsie, Blähungen, Verstopfung, sowie Erkältungs- und Grippalinfekte, Schnupfen, Bronchitis usw. PARACELSUS bekämpfte damit sogar die Pest.

Die Fähigkeiten des Knoblauchs führt man u. a. auf sein ätherisches Schwefelöl zurück, das sich mit seinem durchdringenden Geruch rasch im ganzen Organismus ausbreitet. Es desinfiziert, reinigt und regt die Abwehrkräfte an. Führt man ein Knoblauchzäpfchen in den Mastdarm ein, dann läßt sich nach 3–4 Stunden seine weitreichende Wirkung feststellen: Der Geruch ist überall, an der Haut, an den Haaren und in der Ausatmungsluft (Atemwegsdesinfektion) festzustellen. Die Geruchsstärke ist aber individuell sehr verschieden (individuelle Duftnote).

Knoblauch unterstützt die Eiweißverdauung und verhindert die Bildung von Eiweißfäulnisstoffen. Die übrigen Wirkungen siehe Kreislaufkuren. Ähnlich, nur milder wirken der Wilde Knoblauch (Bärlauch), Zwiebel, Schnittlauch und Porree (Allium porrum).

Hauptwirkung

Kardinal-Abwehrmittel der Mild-Heilkräuterkuren. Umstimmend, reaktionsverbessernd, antiseptisch, abwehrkraftsteigernd, desinfizierend und aufbauend („Fitmacher"). Zur Vorbeugung und Behandlung von Infekten der Atmungs- und Verdauungswege. Außerdem „Gefäßreiniger", gegen Arterienverkalkung, roten Bluthochdruck und Zirkulationsstörungen. Verbessert Eiweißverdauung und Darmflora.

Anwendung

Bei Infekt 3 × 1–2 Knoblauchzehen täglich, jedesmal frisch ausgepreßt, mit Mineralwasser verdünnt. Davon wiederholt gurgeln und dann schlucken. Frischen Knoblauch auch zum Würzen, als Aufstrich, Salatbeigabe usw. verwenden.

Wirkungsbeweis

Um die den ganzen Organismus durchdringende und desinfizierende Wirkung des Knoblauchs voll schätzen zu lernen, braucht man nur seine Fußsohlen mit einer Knoblauchzehe einreiben. Bei durchschnittlicher Reaktion tritt dann nach etwa 2 Stunden der charakteristische Knoblauchgeschmack auf der Zunge auf, und aus dem Munde läßt sich Knoblauch riechen. Bekämpfung des unerwünschten Knoblauchgeruches siehe Kreislaufkuren.

2. Infekttee (Teemischung 5)

Eukalyptus	– bekämpft grippale Infekte und Gliederschmerzen, desinfiziert;
Thymian	– entgiftet, desinfiziert die Atemwege;
Isländisch Moos	– antiseptisch, eiterwidrig, abwehrkraftsteigernd;
Wasserdost (Eupatorium cann.*)	– gegen Schnupfen, Husten, grippales Fieber, Gliederschmerzen;
Zinnkraut	– desinfizierend, abwehr- und widerstandssteigerndes Schleimhaut-Kardinalmittel.

Zubereitung

Zu gleichen Teilen gemischt, 1 EL / $^1/_4$ l, Kalt-Warm-Methode, mit 1–2 TL Honig gesüßt.

Anwendung

Zur Vorbeugung und Steigerung der Widerstandskraft in Grippezeiten 2 Tassen täglich durch einige Wochen einnehmen. Zur Infektbehandlung bei Erkältungs- und Grippalerkrankungen, Schnupfen, Mandelentzündzung, Rachenkatarrh als Unterstützung der ärztlichen Therapie 4 × 1 Tasse möglichst heiß trinken.

---

* Bei allen Teemischungen wird die lateinische Bezeichnung nur solcher Pflanzen extra angeführt, die in dieser Schrift sonst nicht näher beschrieben werden.

3. Eukalyptus-Inhaliertee

Zubereitung

1 Handvoll getrockneter Eukalyptusblätter / 1 l kochendes Wasser.

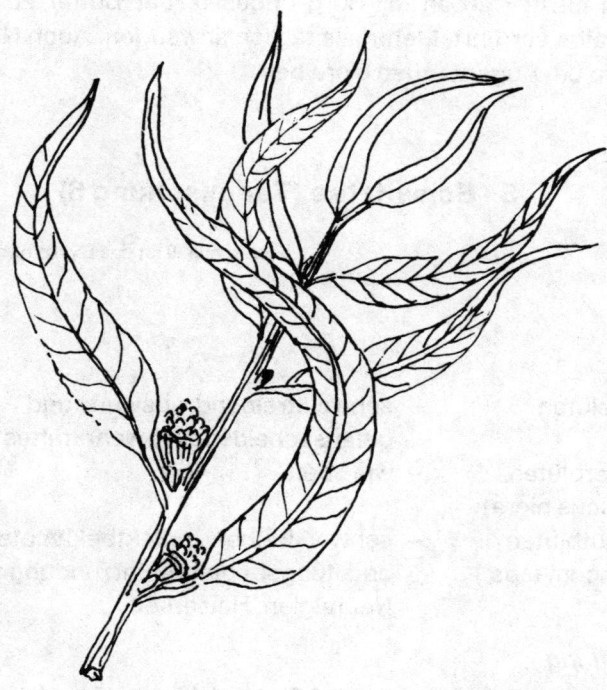

Eukalyptus

Anwendung

Bei Erkältungskrankheiten mit Schnupfen, Husten, Verschleimung usw. mehrmals täglich die desinfizierenden, atemwegsbefreienden und grippefeindlichen Dämpfe inhalieren. Zur Verstärkung kann man dem kochenden Tee noch bis 10 Tropfen eines handelsüblichen Eukalyptusöls beifügen.

4. Majoran (Majorana hortensis)

Bei Stockschnupfen und festsitzendem Nasenschleim kann man das Pulver des getrockneten Krautes (Apotheke) wie ein Niespulver aufschnupfen, was eine rasch befreiende Wirkung zeigt. Wohltuend ist auch die in die Nase einzuführenden Majoransalbe: 5 g Majoran-Frischpreßsaft werden mit 30 g ungesalzener Butter zur Majoran-Nasensalbe verrührt. Mehrmals täglich anwenden. Auch Nase außen und Stirn um Augenbrauen einreiben.

5. Schwitztee (Teemischung 6)

> Der Schweiß ist das Exkrement des Blutes.
> PARACELSUS

Lindenblüten	– schweißtreibend, auswurf- und giftausscheidend, abwehrkräftesteigernd.
Holunderblüten (Sambucus nigra)	– wie oben.
Wollkrautblüten (Verbascum taps.)	– schweißtreibend, infektbekämpfend, gegen erkältungsbedingte Entzündungen, Neuralgien, Heiserkeit.

Zubereitung

Zu gleichen Teilen gemischt, 3 TL / $^1/_2$ l, Minutenüberbrühung, mit 3 TL Honig süßen.

Anwendung

3 × 1 Tasse täglich zur Steigerung der körpereigenen Abwehrkräfte und Entgiftung bei Erkältungs- und Grippalinfekten.

Schwitzkur

Bei kräftigen vollblütigen Personen mit ausscheidungsfähiger Haut wirkt zu Beginn solcher Erkrankungen eine Schwitzkur oft Wunder. Es werden 2–3 Tassen des sehr heißen Tees rasch getrunken. Anschlie-

68

ßend ist im Falle eines guten Kreislaufzustandes in einer Schwitzpak-
kung durch 1–2 Stunden zu dunsten. Danach gründlich abseifen und
heiß-kalt duschen.

Charakteristische Fälle

8. *Oberlehrer*, 41, *erkältet sich* bei einer Bootsfahrt und erwacht am nächsten
Morgen wie zerschlagen, heiser, mit geschwollenen Mandeln, Rachen- und Glieder-
schmerzen, Fieber. Er preßt sofort 3 Knoblauchzehen aus, gibt den Saft in Mineralwasser, gurgelt und trinkt alle 10 Minuten einen kleinen Schluck. Nach 2 Stunden fühlt er
sich schon etwas besser. Nun trinkt er $1/2$ l Schwitztee, packt sich warm ein und
schwitzt durch 2 Stunden. Danach ist er klatschnaß, das Zimmer riecht penetrant nach
Knoblauch (den er über Haut und Lungen ausgeschieden hat), aber er fühlt sich wieder
gesund.

9. *Zwei Brüder* von 6 und 10 Jahren sind in den Schlechtwetterzeiten fast dauernd
krank. Außer den üblichen Kinder-Infektionskrankheiten werden sie wiederholt von
Grippalinfekten mit Komplikationen, vereiterten Mandeln, Mittelohrentzündung, Durchfällen usw. heimgesucht. Dabei stecken sie oft ihre Mutter an, so daß außer dem
abwesenden Vater alles daheim krank ist. Der Kinderarzt verordnet nur mehr stärkste
Medikamente, da alles andere nicht mehr zu wirken scheint. Die *Immunitätsschwäche*
nimmt alljährlich zu. Als in einem Jahr zum vierten Mal die *„Grippe"* ausbricht, läßt sich
die Familie erstmals naturgemäß behandeln. Sie erhält „pauschal" eine Schnellbehandlungsserie (siehe Literatur Nr. [9], Knoblauch und Infekttee). Schon am 4. Tag sind alle
weitgehend wiederhergestellt, während sich sonst die Erkrankungen mit ihren Komplikationen durch Wochen hinauszogen hatten. Seither betreibt die Familie naturgemäße Abhärtungsmaßnahmen, ißt Wildgemüse, trinkt fallweise Wermut- oder Infekttee und
erkrankt nur mehr selten und kurz.

10. In einer *Gruppe von 5 Studenten* bekommen alle während eines Türkeiurlaubes
starke Durchfälle. Einer von ihnen fastet sofort und kaut unentwegt an Knoblauchzehen
mit Brotrinde wie an Kaugummi. Alle verspotten ihn, aber am 4. Tag ist er als einziger
einigermaßen über den Berg. Die anderen müssen zum Teil starke Medikamente
einnehmen und brauchen eine gute Woche länger bis zu ihrer Wiederherstellung. Und
diese wurde noch beschleunigt, da sie dann schließlich doch alle Knoblauch gegessen
haben, als ihre Durchfälle nicht aufhören wollten.

IV. MAGENKUREN

Auf dem Gebiet der Magen-Darmstörungen hat die Pflanzenheilkunde ganz besonderes Gewicht.

Dr. med. R. F. WEISS[6]

A) Bei akuten Magenstörungen

Der akut gereizte Magen kommt häufig als Folge grober Fehler in der Ernährungsweise zustande. Hauptursachen sind zu schnelles, zu reichliches, zu heißes, zu kaltes, zu fettes oder sonstwie unverträgliches oder verdorbenes Essen. Auch Exzesse mit Alkohol, Bohnenkaffee, Nikotin, ferner toxische Belastungen, z. B. im Rahmen eines Infektes, sowie emotionell belastende Ereignisse, Ärger, Kränkung, Schock können sich schlagartig auf den Magen auswirken.

Die ärztliche Behandlung richtet sich nach der jeweiligen Ursache. Meist verrät der Organismus durch Widerwillen gegen Nahrungsaufnahme das Notwendigste: *Fasten* bis zum Wiedergewinnen eines deutlichen, kräftigen, gesunden Hungers. Wurde die Erkrankung durch schlechtes Essen verursacht, braucht sich der Kranke nur zu fragen, wovor er jetzt Ekel habe. Dies gibt ihm einen Hinweis darauf, was ihm geschadet hat.

Soll der Patient wieder zu essen beginnen, ist mit dünnen Hafer-, Reis- oder anderen Schleimsuppen anzufangen. Diese überziehen die vielleicht noch gereizten Schleimhäute mit einer dünnen Schutzschicht und fördern die Genesung.

So wenig der akut Magenkranke essen darf, so oft soll er kleinschluckweise, über den Tag verteilt, Kräutertee trinken. Am besten alle 10 bis 15 Minuten einen kleinen, in der Mundhöhle eingespeichelten Schluck. In Betracht kommen:

1. Kamille (Matricaria chamomilla)

Die Kraft, das Weh im Leib zu stillen
Verlieh der Schöpfer den Kamillen.
Sie blühn und warten unverzagt
Auf jemand, den das Bauchweh plagt...

K. H. WAGGERL

Die Kamille wirkt beruhigend, krampflösend, entzündungshemmend, wundheilend, blähungswidrig, schweißtreibend und entgiftend auf die Toxine verschiedener Krankheitserreger. Daher ist sie hilfreich bei allen akuten entzündlichen Vorgängen von Haut und Schleimhäu-

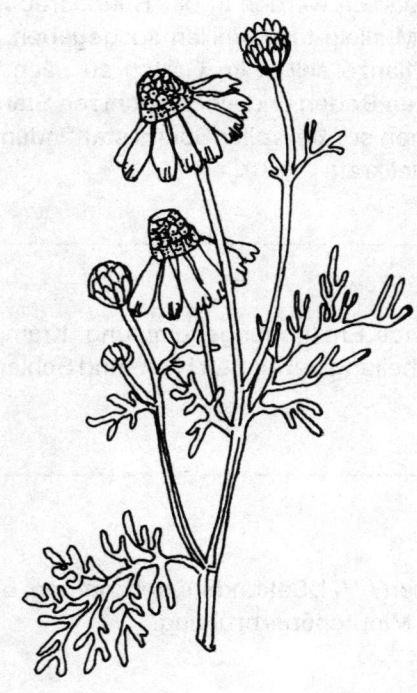

Kamille

71

ten, bei Mundhöhlen-, Rachen-, Kehlkopf-, Bronchial- und Magenentzündungen, auch Magenkrämpfen, Durchfall, Blähungen, Darmentzündungen, Gallen-, Gebärmutter- (Menstruations-) und Blasenkrämpfen, geröteten Augen, nässenden Ausschlägen und beruhigt bei Ärger.

Äußerlich als Umschläge und Bäder wird die Kamille bei manchen Haut- und Schleimhautentzündungen erfolgreich angewendet. Auch *Einläufe* mit Kamillentee wirken wohltuend entlastend-entkrampfend. Bei Schnupfen und Nebenhöhlenentzündungen sind günstig:

Kamillen-Inhalationen

Auf 3 EL Kamillenblüten kommen 2 l kochendes Wasser. Dämpfe sind unter einem Tuch einzuatmen.

Die Kamille gehört zu den heute am häufigsten angewendeten Heilpflanzen. Alljährlich werden in der Bundesrepublik Deutschland viele Millionen DM allein für Kamillen ausgegeben. Man kann diese anspruchslose Pflanze selbst im Garten aussäen. Sie braucht nur einen ungedüngten Boden und einen sonnigen Standort. Das Ernten der Blütenköpfchen soll bei voller Sonne stattfinden. Da verfügen sie über die größte Heilkraft.

Hauptwirkung

Hervorragende Entzündungshemmung, Krampflösung, Entgiftung, Wundheilung bei akuten Haut- und Schleimhautentzündungen.

Zubereitung

2 TL Frischblüten / $^1/_4$ l, Sekundenüberbrühung, oder 1 TL getrocknete Blüten, $^1/_4$ l, Minutenüberbrühung.

Anwendung

Bei akuten Magenstörungen alle 10–15 Minuten einen Schluck heißen Tee, ansonsten 3–5 × 1 Tasse.

Achtung!

Die Kamille nicht als Alltagsgetränk verwenden, sondern für Heilzwecke bei akuten Störungen reservieren. Nicht länger als 3–4 Wochen regelmäßig nehmen. (Die Kamille wird auch bei Frauenkuren angeführt.)

2. Pfefferminze (Mentha piperita) (Abb. 9)

Sie entwickelt als krampflösender, stoffwechselanregender und desinfizierender Tee einen kühlenden und schmerzlindernden (anästhesierenden) Effekt auf Haut- und Schleimhäute, besonders auf Magennerven. Pfefferminze bekämpft Appetitlosigkeit, Brechreiz und Erbrechen, Übelkeit, Beschwerden durch abnorme Gärungs- und Zersetzungsprozesse im Verdauungstrakt, steigert die Gallenproduktion und Gallenabsonderung und beseitigt Blähungen. Sie fördert die Durchblutung und Durchwärmung des Magen-Darmkanals und stärkt ganz allgemein die Nerven.

Bei akuten Magenstörungen erweist sich der Tee als schmerzstillend, krampflösend und heilungsfördernd. Der Kranke verspürt jeweils selbst, ob er lieber einen heißen oder ganz kalten Tee einnehmen möchte. Diesem Verlangen ist nachzukommen. Beim kleinschluckweise eingenommenen eiskalten Tee verstärkt sich die schmerzstillende Wirkung des Tees durch die Kälte, wodurch schneller als beim heißen Tee Übelkeit und Brechreiz beseitigt werden.

Hauptwirkung

Stoffwechsel und Gallenproduktion anregend, krampflösend, antibakteriell, kühlend-schmerzlindernd bei akuten und chronischen Magen-Darmkatarrhen, Leber-Gallenstörungen, Gärungs- und Blähungszuständen. Eiskalt gegen Brechreiz.

Zubereitung

2 TL Frischblätter / $^1/_4$ l, Sekundenüberbrühung, oder 1 TL Trockenblätter / $^1/_4$ l, Minutenüberbrühung.

Anwendung

Bei akuten Magenstörungen alle 10 Minuten einen kleinen Schluck
heißen oder eiskalten Tee. Ansonsten 1–2 Tassen pro Tag. Wegen
seiner starken Wirkungen sollte dieser Tee nur einige Wochen hindurch getrunken werden. Dies gilt nicht, wenn er nur als Teilbestand
einer größeren Teemischung verwendet wird. Bei Kleinkindern wegen
des Mentholreichtums nicht anwenden, statt dessen Kamille!

Äußerlich

Pfefferminzpräparate werden bei Schnupfen, Infekten, Migräne,
Neuralgien erfolgreich verwendet.

3. Gänsefingerkraut oder Anserine (Potentilla anserina) (Abb. 5)

Die Anserine heißt im Volksmund auch Krampfkraut. Es ist ein
krampflösendes und -stillendes Kraut, das die gesamte glatte Muskulatur des Magen-Darmtraktes wohltuend beruhigt. Es löst den bei
Magenstörungen so häufigen Magenpförtnerkrampf und fördert die
Entleerung und Entlastung der erkrankten Organe. Die Anserine
beseitigt Koliken, Magen-Darmspasmen und jene Verstopfung, die
durch diese krampfhaften Zusammenziehungen des Darmes und der
Enddarmmuskeln zustande kommt. Sie wirkt auch als Zusatzmittel
entspannend-entkrampfend auf die Bronchien bei Asthma und
Keuchhusten sowie auf die Nieren- und Frauenorgane (Periodenkrämpfe). Der hohe Gerbstoffgehalt der Droge unterstützt noch die
heilungsfördernde Wirkung auf alle Schleimhäute. Während die Kamille sehr rasch entkrampft, zeigt sich die Anserinenwirkung erst nach
einigen Tagen oder Wochen, hält dafür aber länger an. Besonders
günstig ist daher die Kombination beider Pflanzen. (Die Anserine wird
auch bei Darm-, Hämorrhoiden- und Frauenkuren angeführt.)

Krampflösend, entzündungshemmend, besonders auf Magen-Darmtrakt, Bronchien, Nieren und Frauenorgane; bei Krampfbereitschaft, Magen-Darm-Hämorrhoidenentzündungen und Spasmen.

Zubereitung

Wie oben (bei Pfefferminze).

Anwendung

Bei akuten Störungen alle 10–15 Minuten einen Schluck vom heißen Tee oder 5 Tropfen Anserinen-Frischpflanzen-Essenz. (Näheres über Essenzen und Tinkturen in Teil 3.)

4. Magenwohl-Tee (Teemischung 7)

Kamille	– beruhigend, krampflösend, heilungsfördernd.
Pfefferminze	– anästhesierend, entgiftend, durchwärmend.
Anserine	– krampflösend, entlastend, heilungsfördernd.

Diese Mischung zeigt die bei den einzelnenen Teesorten angeführten Wirkungen vereint.

Zubereitung

Wie oben (bei Pfefferminze).

Anwendung

Wie bei Pfefferminze.

Besteht eine stärkere nervliche oder psychische Beteiligung, ist obigen Teesorten noch ein entsprechender Anteil von Melisse oder einer anderen nervenkräftigenden Droge beizumischen.

5. Melisse (Melissa officinalis) (Abb. 8)

Wie ein sanftes Ruhekissen
Wirkt der Tee von den Melissen
Stärket Nerven, Herz und Magen
Hilft bei vielen Frauenplagen
Fördert auch den Schlaf ganz herrlich
Kurzum: macht sich unentbehrlich.

Sie wirkt bei nervöser Erregtheit, innerer Unruhe, bei Herzneurosen, bei nervlich bedingtem Herzklopfen und -schwäche, bei Schlafschwierigkeiten, Kopfschmerzen und allen nervösen Magen-Darmstörungen mit Brechreiz, Verdauungsschwäche und Blähungen. Melisse beruhigt mit ihrem Duftöl sanft und nachhaltig[11]; sie harmonisiert, löst Krämpfe und besänftigt gereizte Schleimhäute ebenso wie ein gereiztes Gemüt, besonders bei sensiblen, mitunter auch wehleidigen bis launischen Frauen, deren zarte nervlich-vegetativ betonte Konstitution durch funktionell-hormonelle Schwäche oder durch das Klimakterium belastet wird. Die Melisse stellt deshalb ein eminentes Nerven-, Magen-, Darm-, Herz- und Frauenmittel dar. Für viele ist der abendliche Melissentee zum unentbehrlichen und beliebten Schlaftrunk geworden.

Hauptwirkung

„Phyto-Tranquilizer", beruhigend, krampflösend, antibakteriell, bei nervöser Erregbarkeit, nervösen Magen-, Herz- und Frauenbeschwerden, Schlafstörungen.

Zubereitung

2–3 TL Frischblätter auf $1/4$ l, Sekundenüberbrühung, oder 2 TL Trockenblätter / $1/4$ l, Minutenüberbrühung (falls erwünscht 1 TL Honig/Tasse).

Anwendung

Bei akuten Störungen alle 10–15 Minuten 1 Schluck. Ansonsten 3–4 × 1 Tasse, oder Melissen-Frischpflanzenessenz 3 × 5–10 Tropfen über 8–10 Wochen.

Melissengeist ist in Apotheken erhältlich, wirkt ähnlich dem Tee, enthält aber auch noch andere Heilpflanzendestillate.

Charakteristische Fälle

11. *Mitglied* einer Prüfungskommission für Drogisten, 48, befällt in der Mittagspause, kurz nach einem wahrscheinlich *verdorbenen Gasthausessen, plötzliche Übelkeit, Brechreiz, Schwindel.* Darauf muß er mehrmals erbrechen und ist so geschwächt, daß er sich im Gasthaus flachlegen muß. Da sein Begleiter Kräuterproben bei sich führt, läßt er sich schnell den Magenwohltee zubereiten, mit Eiswürfeln abkühlen und nimmt ihn schluckweise ein. In Kürze wird es ihm daraufhin besser. Nach einer halben Stunde kann er bereits die vorgesehenen Prüfungen abnehmen und bleibt beschwerdefrei.

12. *Abiturient,* 18, fühlt sich gegen Ende seiner feucht-fröhlichen Maturafeier plötzlich todübel. Er übergibt sich mehrmals, muß sich niederlegen, kann nicht mehr aufstehen. Alles dreht sich wie im Karussell. Bei leisester Bewegung treten *Erbrechen* und *Schwindelanfälle* auf. Heimtransport ist unmöglich. Da sich der Zustand verschlechtert, verständigt man noch vor der Rettung die Eltern. Der heilkräuterkundige Vater flößt seinem Sohn Pfefferminztee, gekühlt mit Eiswürfeln, teelöffelweise ein. Nach kurzer Zeit bekommt der Patient wieder Farbe im Gesicht, steht dann zur Verblüffung aller Anwesenden schwindelfrei auf, nimmt noch einige kleine Schlucke Tee und marschiert mit seinem Vater sicher nach Hause.

Klosterfrau MARIA CLEMENTINE MARTIN war Kräuterheilkundige. Ihre praktischen Kenntnisse hatte sie sich in Krankenhäusern und auf Schlachtfeldern bei der Verwundetenpflege erworben, wofür ihr der König von Preußen eine jährliche Rente zahlen ließ. Nach 1825 spezialisierte sie sich wegen der hervorragenden Wirkungen der Melisse auf *Nerven, Herz, Magen, Schlaf- und Frauenleiden* auf die Erforschung dieser Pflanze. Sie schuf den „Klosterfrau-Melissengeist", der dann einen Siegeszug um die ganze Welt antrat.

B) Bei chronischen Magenstörungen

Der Magen ist nicht nur eine wichtige Station des Verdauungstraktes, sondern auch der Resonanzboden der gesamten Gemütsverfassung.

Dr. med. BERNHARD ASCHNER[12]

Chronische Magenleiden sind häufig verbreitet. Magendrücken bis Schmerzen, Krämpfe, Luftaufstoßen, Sodbrennen, Völle, meist unmittelbar nach dem Essen, Unlustgefühle und Depressionen, verspürbar aus dem Oberbauch kommend, finden oft ihre Ursachen in ständigen

Ernährungs-, Eß- und Trinkfehlern, Alkohol-, Bohnenkaffee-, Nikotin-, Medikamenten- und anderen Mißbräuchen. Auch nervliche Überlastungen, Streß, Überforderung und psychische Faktoren schlagen sich auf den „Resonanzkasten des Gemüts" und verursachen oft Magen- und Zwölffingerdarmgeschwüre. Dies gilt besonders bei Kränkungen, Streitigkeiten, Kümmernissen, gepaart mit Fehleinstellungen zum Leben, Schwarzseherei, Hoffnungslosigkeit, weshalb man nicht ganz zu unrecht sagt: „Magengeschwüre können nicht wachsen, solange man lächelt[10]!"

Die Erstellung der Diagnose und des Therapieplanes obliegt dem Arzt. Da die Ursachen von Magenleiden sehr verschieden sind, bewirken bloße Medikamente keineswegs immer befriedigende Ergebnisse. Für echte Heilerfolge müssen die Ursachen, die zur Erkrankung geführt haben, wie Ernährungsfehler, psychische Fehleinstellungen usw. beseitigt werden. In den meisten Fällen ist die ursachenbeseitiende Therapie eine Fasten- oder Diätkur, wie die Darmregenerationskur nach F. X. MAYR[1]. Zur Behandlung der mitverursachenden psychischen Faktoren hat sich die bewußte Autosuggestion nach E. COUÉ hervorragend bewährt[13]. Unterstützend während oder außerhalb dieser Therapien wirken die richtigen Heilkräuter. Drei Gruppen seien angeführt:

a) Bitterpflanzen
b) Schleimpflanzen
c) wundheilende Pflanzen

a) Bitterpflanzen

Was bitter dem Mund –
ist für Magen, Leber und Galle gesund!

1. Bitter- oder Fieberklee (Menyanthes trifoliata) (Abb. 23)

Bitterstoffe wirken zusammenziehend, tonisierend, kräftigend, durchblutungsfördernd und sekretionsanregend auf die drüsigen Organe der Verdauungsschleimhaut. Schon in der Mundhöhle wird die Speichelbildung spürbar gesteigert. Auch die Produktion des Magensaftes, des Bauchspeichels (aus dem Pankreas) und der Galle wird vermehrt, der Appetit angefacht; Völlegefühl, Blähungen und Darmkrämpfe werden bekämpft; der ganze Stoffwechsel belebt. Auch Vermehrung der roten Blutkörperchen und damit schließlich verbesserte Sauerstoffversorgung treten ein. Menschen mit schwacher Verdauung sollten auch vorbeugend immer wieder eine Bitterkräuterkur auf 3–4 Wochen durchführen.

Es ist wertvoll, daß gute Heilkräuter nie auf ein bestimmtes Organ allein, sondern immer auf ganze Organgruppen und Funktionseinheiten einwirken. Bitterklee besitzt einen hervorragenden Bitterwert[4]. Seine Bitterstoffe (Amara) regen die gesamte Verdauungstätigkeit an, kräftigen die Magensaft- und Ferment-Produktion, stärken einen erschlafften, chronisch-schwachen Magen und beseitigen schwache Magenverdauung, Magendruck, Luftaufstoßen und Sodbrennen. Auch als Mittel gegen Kopf- und Nervenschmerzen, Migräne und Fieber wird dieser Klee (daher der Name „Fieberklee") geschätzt. Außerdem fördert er wie viele andere Bitterkräuter das klare Denken.

Hauptwirkung

Tonisierend, appetit- und sekretionsanregend, verdauungsfördernd bei chronischer Magen-, Darm-, Leber-, Gallen- und Pankreasschwäche. Fieber-, Nerven- und Migränemittel.

Zubereitung

1 TL Trockenblätter / $^1/_4$ l zur Minutenüberbrühung.

Anwendung

Möglichst $^1/_2$ Stunde vor und sogleich nach jedem Essen $^1/_4$ bis $^1/_2$ Tasse trinken oder je 15 Tropfen der Bitterkleessenz einnehmen.

2. Magenbittermischung (Teemischung 8)

Diese Mischung beinhaltet die aromatische Bitterpflanze:

Benediktenkraut (Carduus benedictus)

Auch dieses Kraut besitzt den günstigen Einfluß vieler Bitterpflanzen auf Verdauung, Drüsen und Stoffwechsel, insbesondere auf Ma-

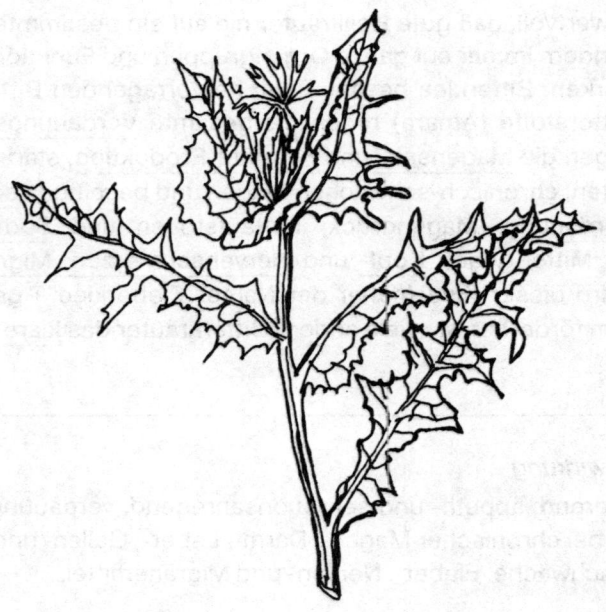

Benediktenkraut

gen, Leber und Galle. Es wirkt außerdem auf die Venen des Bauchraumes, und ergänzt verstärkend den Einfluß der übrigen Kräuter zu einem Magen-Darm tonisierenden, kräftigenden, appetit- und verdauungsanregenden Tee:

Bitterklee	– magentonisierend, säfteproduktionsanregend, verdauungsfördernd, blutbildend;
Benediktenkraut	– Verdauungsdrüsen anregendes Leber- und Venenmittel;
Wermutkraut	– säfteproduktionsanregend in Magen, Leber, Bauchspeicheldrüse;
Tausendgüldenkraut	– gegen Sodbrennen und Verdauungsbeschwerden nach schwerem Essen.

Zubereitung und Anwendung

Zu gleichen Teilen gemischt, 1–2 TL / $^1/_4$ l zur Minutenüberbrühung. Vor und nach jedem Essen 2 Schlucke.

3. Kalmus (Acorus calamus) (Abb. 7)

Der Kalmus wächst im dunklen Sumpf
Und hilft dem Menschen, der oft dumpf,
Bedrückt-verdrießlich im Gemüt,
Weil ihn sein Magen drückt und zieht,
Und weil sein Darm nur stockt und bläht
Und sein Gewicht nie aufwärts geht.

„Es bekommet der Calmus gar wol den schwachen blöden Magen / den kalten Leber / und dem Miltz … vertreibet die Winde / das Grimmen (Krämpfe) und den stinckenden Athem …"

TABERNAEMONTANUS (1731)

Diese aromatische Bitterpflanze ist ein hervorragendes Tonikum bei Organschwächen, insbesondere bei chronischen Magen- und Verdauungsschwächen, sowie Unterleibsstörungen der Frau. Die möglichst frische Wurzel regt die Sekretion aller Verdauungsdrüsen an, fördert die Durchblutung der Eingeweide, stimuliert die Blutbildung und stellt ein allgemeines Kräftigungsmittel durch Verbesserung der Verdauungsleistung dar. Seine Bedeutung beginnt schon bei den bleichen, mageren, appetitlosen Kindern vom Typ des „Suppenkaspar", reicht über den in der Pubertät hochgeschossenen, krummrückigen, magenempfindlichen Jüngling vom Typ des bleichen „langen Elends" bis zum betagten, typischen hageren, verdauungsempfindlichen Astheniker. Bei diesen zeigt sich eine Gewebsschwäche in Form einer Magensenkung, oft bis in das kleine Becken hinein, mit Plätschergeräuschen (Plätschermagen), weiter allgemeine Eingeweidesenkung (Enteroptose), Magerkeit, schlechte Körperhaltung, schlaffe dünne Haut usw.

Dabei zeigen sich oft Luftaufstoßen, Appetitschwäche, schlechter Mundgeschmack und -geruch, heikler Magen mit Überschuß oder Mangel an Magensäure, Gärungs- oder Fäulnisprozesse im Darm, Blähungen, Völle, Blutarmut, Mineralstoffmängel durch schlechte Nahrungsverwertung und die psychischen Verstimmungen des Verdauungskranken von Griesgrämigkeit bis Depressionen.

Kalmus wirkt auch auf Leiden ein, die als Folge der chronischen Magen-Darmschwäche entstehen, so auf Leber-Gallen-Bauchspeicheldrüsenstörungen, Herz-, Nieren-, Nerven- und Frauenleiden, insbesondere Unterleibsbänderschwäche, Gebärmutter- und Blasensenkung.

Kalmus kann im Wechsel mit anderen Bittermitteln, wie mit Wermut, Bitterklee, Berberitze, oder auch mit Schwedenbitter genommen werden.

Bei Getreide-Unverträglichkeit der Kinder ist der Versuch einer 5wöchigen Kalmuskur anzuraten.

Hauptwirkung

Heilmittel zur Umstimmung bei chronischer Magen-Darmschwäche und -senkung, Bänderschwäche bei Asthenikern, Unterleibssenkung der Frau. Tonikum für sämtliche Verdauungsdrüsen, besonders Magen-Darmdrüsen, Leber und Bauchspeicheldrüse. Blutbildend. Kalmus ist die Arznei für den appetit- und magenschwachen Untergewichtigen.

Zubereitung

1 gestrichener TL Wurzeln / $^1/_4$ l als Kaltansatz. Vor Abseihen auf Körpertemperatur erwärmen. Wird der Tee nicht *sehr* bitter, ist das Material minderwertig oder zu alt.

Anwendung

Vor und *nach* jeder Mahlzeit 1 Schluck. Diesen in der Mundhöhle bis zur Erwärmung belassen, dann schlucken. Pro Tag insgesamt 1 Tasse.

Oder: je 12 Tropfen Kalmusessenz oder Kalmustinktur (siehe Tinkturen, Teil 3).

Besonders einfach und bewährt ist: Kauen der geschälten, getrockneten Wurzel (Apotheke) zur Appetitanregung, Verdauungs- und Allgemeinkräftigung. Auch gegen Erschlaffung des Zahnfleisches, Parodontose und Schmerzen durch freiliegende Zahnhälse. Macht auch guten Mundgeruch.

Kauen der Wurzel (= Biokaugummi) ist außerdem ein bewährtes Mittel zur Unterstützung der Nikotinentwöhnung. Magenkranke sollten grundsätzlich nicht rauchen! Nikotin wird mit dem Speichel geschluckt und belastet – neben allem anderen – eindeutig den Magen. Raucher mögen sich ihre Zunge ansehen! Die Zunge ist auch ein Spiegel des Magens. Mit Aufhören des Rauchens sehen Zunge und Magen bald unvergleichlich gesünder aus! Näheres in „Blut- und Säftereinigung"[2].

4. Schwedenbitter und Bitterelixier-individual

Diese beiden im Teil 3 beschriebenen Elixiere wirken produktionsanregend auf alle Verdauungsdrüsen. Sie steigern auch die Fermentaktivität und regen Darmtätigkeit und Entgiftungsfunktionen des Körpers an. Daher läßt sich durch ihre Beifügung die Wirkung von Kräutertees intensivieren. In den meisten Fällen gibt man auf $^1/_2$ Tasse Tee 1 TL Elixier, 3 × täglich.

Äußere Anwendung

Umschläge auf den Bauch verstärken die Wirkung der innerlichen Behandlung, siehe S. 240.

b) Schützende Schleimpflanzen

Geht es um einen rasch einsetzenden Schutz für hochentzündliche Magen-Darmschleimhäute, dann wird der Arzt zunächst die Anwendung von Schleimpflanzen empfehlen. Sie hüllen mit ihrem schleimigen Schutzmantel die erkrankten und eventuell geschwürigen Schleimhäute ein, binden überschüssige Säuren, Giftstoffe und Zersetzungsprodukte an sich, lindern die Gift- und Reizwirkung schädlicher Substanzen und beschleunigen die Heilungsvorgänge. Wegen ihrer überlegenen Wirkung sei hier nur eine Pflanze angeführt:

Wegmalve oder Käsepappel (Malva vulgaris) (Abb. 3)

Die Malve, Wegmalve oder Käsepappel darf nicht verwechselt werden mit der vielfach als „Fixmalve" angebotenen Hibiskusart, die einen stark roten und ebenso sauren Tee ergibt, der in diesem Falle völlig verkehrt wäre! Die Schleimstoffe der Käsepappel schützen die Schleimhäute, mildern Reize, hemmen Entzündungen und entgiften. Außerdem entfalten die Gerbstoffe dieser Pflanze zusätzlich eine straffende, Schleimhaut stärkende und Gewebe zusammenziehende Wirkung. Deshalb hat sich die Malve bei allen Schleimhautentzündungen des gesamten Magen-Darmtraktes außerordentlich bewährt. Unzählige Magen- und Zwölffingerdarmkranke verdanken einer Kur mit Käsepappeltee ihre Gesundung. Dabei ist es sehr wichtig, daß auch die bereits beschriebenen Richtlinien zur „Pflege des gesunden Hungers" (S. 40) besonders beachtet werden. Mehr über die Malve siehe Mundkuren.

Zubereitung

3–4 gestrichene TL des Krautes (Blätter und Blüten) auf $^3/_4$–1 l abends kalt ansetzen, morgens leicht erwärmen und danach absiehen. Zum Gurgeln doppelte Pflanzenmenge.

Anwendung

Morgens nüchtern und abends vor dem Einschlafen je 1 Tasse lauwarmen Tee schluckweise trinken, den Rest tagsüber verteilt.

c) Wundheilende Pflanzen

1. Ringelblume oder Ringelrose (Calendula officinalis) (Abb. 10)

Der Leber/Hertzen auch/ steht bey die Ringelblum
Sie treibt den Schweiß und Gift/ erhält sich großen Ruhm...
Joachim Becher, Arzt, 1660

Sie enthält Bitterstoffe, wie die bereits erwähnten Bitterdrogen, aber auch Gummi, Harze und Schleime. Daher kann sie sowohl die in Gruppe a) als auch die in b) angeführten Wirkungen entfalten. Die Ringelblume ist bei äußerlicher und innerlicher Anwendung ein hervorragender Wundheiler. Auch alte, eitrig belegte, zerrissene, schlecht heilende, klaffende Wunden, Verletzungen und Geschwüre mit Substanzverlust, Unterschenkelgeschwüre mit schmierig-glasig-violettem Rand, ebenso Magen- und Zwölffingerdarmgeschwüre sprechen auf dieses „granulierende Mittel" günstig, oft sogar frappant rasch an*). So kann in Kürze junges Granulationsgewebe die Wunde schließen.

Die Ringelrose wirkt blutreinigend, desinfizierend, zusammenziehend, zirkulationsverbessernd und abwehrsteigernd. Innerlich hat sie sich bei Erkrankungen des gesamten Magen-Darmtraktes und der Leber bewährt. In der Volksmedizin wird sie auch bei Leber-, Milz- und Drüsenschwellungen, Brustdrüsenerkrankungen und Unterleibsstörungen empfohlen. In der ärztlich verordneten biologischen Krebsbehandlung dient sie oft als pflanzliches Unterstützungsmittel, das z. B. im Anschluß an eine Brustoperation innerlich als Tee und äußerlich als Salbe angewendet wird. Als Salbe macht sie Narben weicher und elastischer, verbessert die Hautdurchblutung und unterstützt den Abfluß der Lymphe bei operationsbedingten Lymphstauungen.

---

* granulierend = wundschorfbildend

Bei Strahlenschäden der Haut durch Röntgenbestrahlung sind Umschläge aus Frischpflanzentee, Ringelblumenöl und Salbe außerordentlich günstig.

Blütenblätter der Ringelblume können anderen Kräutertees beigegeben werden, wobei sie nur 10 Prozent Anteil an der Mischung benötigen, um ihre gute Wirkung auszuüben.

Die Ringelblume wächst willig in jedem Garten und vermehrt sich selbst. Sie wird auch als blühende Pflanze oft auf Märkten angeboten.

Hauptwirkung

Hervorragendes granulierendes Wundheilmittel, auch bei schlecht oder nicht heilenden Verletzungen, charakterisiert durch Substanzverlust wie bei Magen-, Darm- und Unterschenkelgeschwüren. Auch bei Strahlenschäden und als „Narbenweichmacher". Hilfsmittel der biologischen Krebsbehandlung. Krampfadermittel. Blutreinigend.

Zubereitung

2 frische Blütenköpfe auf $^{1}/_{4}$ l als Sekundenüberbrühung.
Oder 1 TL Trockenkräuter zur Minutenüberbrühung (schwächere Wirkung).

Anwendung

Innerlich: Pro Tag sind 3–4 Tassen tagsüber verteilt zu trinken, in akuten Fällen ist stündlich 1 EL zu nehmen;
oder: 3 × 20 Tropfen Ringelblumenessenz.
Äußerlich: Waschungen, Umschläge mit Tee; *oder:* mit „Calendula extern" (Apotheke) 1 TL / $^{1}/_{4}$ l Wasser;
oder: Frischpflanzen zerstoßen auf Warzen, Hühneraugen und Schwielen aufgelegt und wiederholt erneuert, fördert deren Rückbildung. Außerdem siehe Regenerationskuren nach Wunden.

Zubereitung von Ringelblumenöl

Man füllt ein Marmeladen- oder Einsiedlglas mit verschraubbarem Deckel mit frischen Ringelblumenblüten bis zur Mitte an und übergießt mit Olivenöl bis zum Rand. 2 Wochen lang in Wärme im Schatten stehenlassen bis zur intensiven Gelbfärbung des Öls. Abseihen. Etwaige Trübung des Öls verursacht keine Minderung der hervorragenden Wirkung.

Zubereitung der Ringelblumensalbe

1. Ringelblumenöl und wasserfreies Lanolin (Drogerie, Apotheke) gemischt zu gleichen Teilen (etwa je 50 g) im heißen Wasserbad zum Schmelzen bringen und anschließend im kalten Wasserbad bis zum Erkalten zur Salbe rühren (etwa 15 Minuten).

Oder:

2. *Schnellherstellung:* 5 g Ringelblumensaft mit 30 g ungesalzener Butter gut mischen.

Verwendungsmöglichkeiten von Ringelblumenöl und -salbe

bei:

- Krampfadern, auch sehr schmerzhaften, auch Venenentzündung;
- Wundschmerzen als Wundsalbe (siehe Regenerationskuren nach Wunden);
- Narbenbeschwerden, auch nach Operationen, Bestrahlungen;
- Haut- und Unterschenkelgeschwüren, Bestrahlungsgeschwüren;
- Abszessen und Furunkeln;
- Brandwunden;
- Frostbeulen, auch bei rissiger Haut;
- Fußpilz;
- Krusten- und Borkenbildungen in der Nase;
- nach Brustkrebsoperationen und vorbeugend zur Brustdrüsenpflege (siehe Frauenkuren);
- als Hautpflegemittel: glättet die Haut und macht sie weich und zart (Kosmetikum 1. Ranges).

2. Beinwurz oder Schwarzwurz (Symphytum officinale) (Abb. 11)

Schwartzwurzel ist ein recht Wunderkraut zu heilen alle eußerliche und innerliche verwundungen und verletzungen ... auch die beinbrüch ... hitzige geschwulst der därm ... unnd sonderlichen des Affterens ... stillet das Blut der Wunden ... ist dem Magen eine gesunde artznei ...

Reformierte deutsche Apoteck (Straßburg 1573)

Schon die Volksnamen Beinbruchwurz, Beinwell, Beinwohl besagen, daß es sich um ein Knochenheilmittel handelt. Tatsächlich hilft die Wurzel vielfach bei verletzten Knochen, Knochenbrüchen, Verrenkungen, Verstauchungen, Beinhautentzündungen, Sport- und Arbeitsunfällen, Prellungen, Quetschungen, Knochenschmerzen, Gelenk- und Blutergüssen, Bandscheibenschäden, Sehnenscheiden-, Schleimbeutel- und Venenentzündungen. Beinwurz ist eine Heilpflanze für alle Stützgewebe des Körpers, einschließlich des Bindegewebes, der Gelenke aber auch der Haut, der Haare und Nägel. Der bindegewebeschwache asthenische Konstitutionstyp spricht besonders dankbar an.

Für die Homöopathen schrieb Dozent Dr. H. SCHOELER[14]:

Was Arnika für Weichteilverwundungen, ist Symphytum für Knochen- und Beinhautverletzungen.

Diese außergewöhnliche Pflanze wirkt entzündungshemmend, entgiftend, schmerzstillend, knochensubstanz-(callus-)bildend, granulationsfördernd, blutstillend und abschwellend.

Diese Eigenschaften machen die Beinwurz mit der Ringelrose zu den besten Wundheilmitteln bei äußeren und bei inneren Wunden und Geschwüren. Dazu zählen auch besonders die Unterschenkel- und die Magen-Darmgeschwüre. Symphytum wird äußerlich angewendet als homöopathische Tinktur „Symphytum extern", als Salbe (S. 119) und innerlich als Tee und Essenz. Für die Heilung von Magen- und Zwölffingerdarmgeschwüren eignet sich besonders die Kombination mit Ringelrose und Malve (siehe später!). Die Verwendung bei Hämorrhoidalleiden und bei Wunden siehe die entsprechenden Kuren.

88

Zubereitung

3 TL der kleingeschnittenen Wurzel auf $^1/_2$ l als Kaltansatz.

Anwendung

Morgens einige Schlucke nüchtern, den Rest tagsüber verteilt, nur
schluckweise einnehmen.

Oder

3–6 × je 10–20 Tropfen der Beinwurzessenz (schmeckt besser).

Äußerlich

Als Umschläge, Einreibung, Salbe und Brei-Anwendung, siehe
S. 119, 216.

Die gesamte Pflanze (auch Wurzeln und Blätter) kann als Speise
verwertet werden, als Gemüse, Salat, in Suppen, Müsli, in Brot und als
Wein.

3. Magenheiltee stark (Teemischung 9)

Ringelblume	50 g	– wund- und geschwürsgranulierend, heilungsfördernd,
Wegmalve	50 g	– schleimhautschützend, entzündungshemmend,
Beinwurz	80 g	– wund- und geschwürsheilend, schmerzstillend.

Zubereitung

Gemischt 4 TL / 1 l, Kalt-Warm-Methode.

Anwendung

Bei schweren Magenentzündungen, Magen- und Zwölffingerdarm-geschwüren, Stumpfgastritis nach Magenoperationen (BILLROTH II), je nach ärztlicher Anordnung (meistens 4 Tassen übertags klein-schluckweise verteilt, in Thermosflasche gut warm gehalten).

Charakteristische Fälle

13. *Prokuristin*, 42, leidet seit 4 Jahren an *chronischer Gastritis* mit zeitweilig hefti-gen Magenbeschwerden, im Frühjahr und Herbst mit *Zwölffingerdarm-Geschwüren*. Injektionskuren und Medikamente zum Einnehmen helfen nur vorübergehend. Schließ-lich wird ihr Operation mit Entfernung von $^2/_3$ des Magens nahegelegt (Operation nach BILLROTH). Statt dessen führt sie eine Darmreinigungskur nach Dr. MAYR durch[1]. Dadurch wird sie beschwerdefrei, im Röntgen sind keine Geschwüre mehr aufzudek-ken. Aber nach 2 Jahren gerät ihre Firma an den Rand eines Konkurses. Die Aufregun-gen schlagen sich auf den Magen, ein neues Geschwür tritt auf. Der Hausarzt drängt nun endgültig zur Operation. Eine Wiederholung der früher erfolgreichen MAYR-Kur ist nicht möglich, da die Prokuristin fast pausenlos beruflichem Streß ausgesetzt ist. Starke *Depressionen* treten auf. Daher erhält sie lediglich milde diätetische Richtlinien und den „Magenheiltee stark" mit Zusatz von Melisse (Nerven!). Nach 3 Wochen berichtet sie über deutliche Besserung, nach weiteren 3 Wochen verspürt sie den Magen nur mehr bei Aufregungen. Die nächste Röntgenkontrolle zeigt ein vernarbtes Geschwür. Sie meint: „Der Tee schmeckt zwar scheußlich, wirkt aber wunderbar, ich nehme ihn gerne jahrelang!" Davon wird ihr aber abgeraten und statt dessen Nerventee mit Zusatz von Gänsefingerkraut verordnet.

14. *Hausfrau*, 30, schon seit Jugend magenempfindlich, leidet wiederholt an Magen-drücken und den damit oft verbundenen Depressionen. Die Durchuntersuchung im Krankenhaus ergibt *chronische Magen-Zwölffingerdarmentzündung*. Die verordneten Medikamente verträgt sie schlecht. Daher erhält sie „Kautraining" und „Pflege des gesunden Hungers" verordnet, sowie $1^1/_2$ l Malventee vom morgendlichen Erwachen beginnen, alltäglich einzunehmen. Sie führt die Kur durch 8 Wochen exakt durch und fühlt sich ausgezeichnet. In der Nachfolgezeit, beim geringsten Zeichen beginnender Magenbeschwerden, wiederholt sie diese Kur. Die argen körperlichen und psychischen Beschwerden treten nicht mehr auf.

15. *Mittelschüler*, 11, mager, blaß, hochgeschossen, klagt über wiederholt auftre-tende stechende Bauchschmerzen seit 2 Jahren. Deshalb hatte er schon eine Blind-darmoperation, die aber keine Besserung zur Folge hatte. Die Beschwerden seien eher noch intensiver geworden. Die begleitende Mutter klagt über die auffallende *Appetitlo-sigkeit* ihres Sohnes, seine dauernde *Müdigkeit* und die immer schlechter werdenden Schulnoten. Die Untersuchung zeigt *Senkmagen mit Gastritis*, Druckempfindlichkeit des Dünndarms, leichte *Leberschwellung*. Er erhält die *Milde Ableitungsdiät*[15], dazu

Anserinentee (zur Entkrampfung und Entzündungsrückbildung), sowie vor und nach jeder Mahlzeit 1 Schluck Kalmustee. Nach 3 Wochen treten die Schmerzen nicht mehr auf, wohl aber gesunde Hungergefühle vor den Mahlzeiten; nach 6 Wochen verträgt er jedes Essen, hat an Gewicht zugenommen, sein Aussehen und der Zustand seines Magens sind deutlich verbessert. Später berichtet seine Mutter über gute Schulergebnisse. Der Junge nimmt nun, wenn ihm etwas auf den Magen schlägt, Kalmus als Biokaugummi, was auch immer sofort hilft.

16. *Universitätsprofessor*, 52, mager, im Gesicht als *Magenleidender (chronische Gastritis)* zu erkennen, klagt, daß sich ihm jeder kleinste Ärger auf den Magen schlage. Da er pedantisch sei, gäbe es alltäglich etliche Ärgernisse. Seit Jahren nähme er salzsäurehaltige Medikamente ein. Diese werden abgesetzt. Statt dessen erhält er Richtlinien zur Pflege des gesunden Hungers, weiterhin ein homöopathisches Konstitutionsmittel für überreizte, überarbeitete Neurastheniker mit sitzender Lebensweise und Magenbittermischung. Nach 10 Wochen hat er an Gewicht zugenommen, sieht gesünder aus und bezeichnet seinen Zustand als „excellent". In der Folge nimmt er nur bei Bedarf Magenbittermischung oder Bitterelixier und dazwischen immer wieder Kalmus als beliebten bitteren Biokaugummi.

V. LEBER-, GALLENBLASEN- UND BAUCHSPEICHELDRÜSENKUREN

Auch hier sei zunächst auf die grundlegende natürliche Behandlungsform der Mehrzahl aller Leber-, Gallenblasen- und exkretorischen Bauchspeicheldrüsenerkrankungen hingewiesen; auf Heilfasten, diätetische Darmreinigungskuren oder sonstige Diätkuren. Es gibt keine Organe, die besser auf „Intensivdiätetik" ansprechen als diese.

Auch Heilkräuter haben sich als hilfreich erwiesen, die gallebildend (cholagog) und galle-abflußfördernd (choleretisch) wirken, oder die wie die Bitterdrogen (Amara) auf reflektorischem Wege die Tätigkeit der Oberbauchorgane wohltuend anregen.

So können die Funktionen von Leber, Gallenblase, Bauchspeicheldrüse und die Darmtätigkeit nachhaltig verbessert werden.

1. Mariendistel (Silybum marianum oder Carduus marianus)

Die stechende Distel –
kein besser Kraut ist wider
das inwendige Stechen.
PARACELSUS

Die Früchte dieser Distel besitzen pharmakologisch nachgewiesene leberschützende und leberzell-regenerierende Fähigkeiten. Außerdem sind es noch entgiftende (antihepatotoxische) Eigenschaften, welche die günstigen Wirkungen dieses Leberschutzmittels erklären. Die auf ärztlichen Rat empfohlene Anwendung erfolgt bei Leberschäden, akuter und chronischer Leberentzündung (Hepatitis), bei Fettleber, Leberzirrhose, bei Leberbelastungen durch Vergiftungen, Medikamentenmißbrauch, Strahlenschäden, weiter bei Pfortaderstauung, chronischen Gallenblasenleiden (Cholezystopathien), ferner bei Störungen, die durch Lebererkrankungen verursacht werden, wie „inwendigem Stechen" durch Leberkapsel-Spannungs-

92

schmerzen, bei chronischer Übelkeit, Auftreibung des Leibes, Verstopfung, Hämorrhoiden, Krampfadern, Pfortader-Beckenvenenstauungen, Kopfschmerzen und Migräne (siehe auch S. 179).

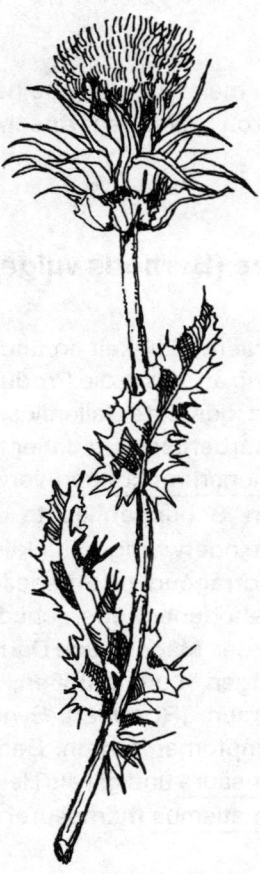

Mariendistel

Hauptwirkung
Leberschutztherapie, Lebererkrankungen, Leberschäden durch Gifte, Medikamenten- und Alkoholmißbrauch, Strahlenschäden, Fettleber, Gallenblasenleiden, Venenerkrankungen.

93

Zubereitung

1 TL zerstoßene Früchte (Samen) / $^1/_4$ l, Heißüberbrühung, 10 Min. ziehen lassen. Einige beigefügte Pfefferminzblätter verbessern den Geschmack. Pro Tasse 1–2 TL Honig.

Anwendung

Je nach Verordnung, meist 3 × 1 Tasse heiß, nüchtern, $^1/_2$ Stunde vor den Mahlzeiten durch 3 Wochen. Anschließend Leberglättertee.

2. Berberitze (Berberis vulgaris) (Abb. 15)

Berberitze regt die Nierentätigkeit an und treibt oft satzigen Harn mit rötlichem Nierensand ab. Auch die Produktion und der Abfluß von Galle werden gesteigert, gestaute Gallenflüssigkeit und Gallensand in den Darm abgespült. Berberitze wird daher als Unterstützungsmittel bei Nieren-, Leber-Gallenerkrankungen verwendet, sowie bei Hautausschlägen (Ekzemen, Schuppenflechte usw.) oder bei Migräne, falls deren Ursache in minderwertiger Funktion von Leber und Nieren liegt. Sie ist auch hervorragend zur Ausheilung lange zurückliegender, aber nicht ganz behobener Leberschäden geeignet, welche die Verdauungsfunktionen des Magens und Darmes beeinträchtigen und zu Völlegefühl, Blähungen, Luftaufstoßen, leichter Übelkeit, Herzdruck aus dem Bauchraum (ROEMHELD-Syndrom) und anderen verdauungsbedingten Symptomen führen. Berberitze fördert auch die Ausscheidung von Harnsäure und gilt als Heilmittel bei Harnsäurevermehrung, Gicht, Rheumatismus (harnsaurer Diathese).

Hauptwirkung

Leber-, Gallen-, Nierenfunktionsstörungen, damit zusammenhängende chronische Hautausschläge, Nierengrieß, Migräne bei Leberschäden.

Zubereitung

1 TL der Rinde / $^1/_4$ l, Minutenüberbrühung (5 Minuten).

Anwendung

1 Tasse tagsüber verteilt über 5–6 Wochen oder 3 × 20 Tropfen Berberitzenessenz.

3. Schafgarbe (Achillea millefolium) (Abb. 16)

„Achillea" kommt vom griechischen Halbgott Achilles, der seine „Achillessehnenverletzung" mit Schafgarbe geheilt haben soll.

Dieses seit der Antike als Heilpflanze verwendete Kraut ist das zweite auf Blut und Blutgefäßsystem einwirkende Kardinalheilmittel der Mild-Heilkräuterkuren. Während die Brennessel die Arterien beeinflußt, zielt die Schafgarbe auf die Venen. Sie tonisiert die Venenwände, belebt die venöse Zirkulation, beseitigt venöse Blutstauungen und Gefäßkrämpfe. Schafgarbe allein oder mit Zinnkraut ist ein hervorragendes blutstillendes Mittel, das bei venösen Blutungen, Nasenbluten, Lungen-, Magen-, klimakterischen und Hämorrhoidenblutungen hilfreich ist (siehe Beispiele S. 100).

Schafgarbe bekämpft Blutandrang zum Kopf und zur Brust, auch Kopfschmerzen, Migräne und Schwindel, sowie andere Leiden, falls dabei eine fehlerhafte venöse Zirkulation eine Rolle spielt. Dies gilt besonders für Verdauungsstörungen. Schafgarbe tonisiert den Pfortaderkreislauf, entlastet Leber und Galle, Magen, Darm und Hämorrhoiden und zeigt entzündungswidrige, krampflösende, appetit-, verdauungs- und stoffwechselanregende Eigenschaften. Da das Kraut oft Bauchbeschwerden, Appetitlosigkeit, Völle, Sodbrennen, Dyspepsie, Aufgetriebensein, Blähungen, Leber-Gallenstörungen, Magen-, Darm- und Unterleibskrämpfe erfolgreich bekämpft, hat es im Volksmund den Ehrennamen „Bauchwehkraut" erhalten. Zum „Bauchweh" rechnet man auch gynäkologische Beschwerden. Tatsächlich ist die Pflanze durch ihren unterleibsdurchblutenden Effekt ein hervorragendes Frauenmittel. Bei Periodenstörungen, Ausbleiben oder Unregelmäßigkeit der Blutungen, Senkungen, Ausfluß, klimakterischen Beschwerden und bei Frauenkreuzschmerzen ist sie oft unersetzlich. Dies gilt auch für die Behandlung von Krampfadern und blutenden Hämorrhoiden. Schafgarbe wird allein oder als Zusatz in Teemischungen verwendet. Während und nach Fasten- und Darmreinigungskuren gehört Schafgarbentee zu den wertvollsten Unterstützungsmitteln.

Hauptanwendung

Kardinal-Venenmittel, venöse Zirkulationsstörungen, besonders der Bauch-, Unterleibsvenen, Hämorrhoiden, Krampfadern. Verdauungsstörungen, „Bauchwehkraut", Frauenmittel, blutungsstillend.

Kurzfassung: Venen-, Verdauungs- und Frauenstörungen.

Zubereitung

2 TL Frischkraut / $^1/_4$ l mit Sekundenüberbrühung oder 1–2 TL Trockenkraut mit Minutenüberbrühung.

Anwendung

Die 1. Tasse nüchtern, die 2. tagsüber verteilt trinken. Häufige Kombination mit Kamille, Anserine oder Frauenmantel.

Bei *Unterleibsentzündungen* (Eierstöcke, Eileiter usw.) werden *Schafgarben-Sitzbäder* empfohlen. *Zubereitung* und *Anwendung* wie bei Zinnkraut-Sitzbädern S. 129.

4. Wermut (Artemisia absinthium) (Abb. 4)

Den Wermut schätzt man oft als Wein,
Als Tee kann er noch besser sein
Für süße Nascher und für alle,
Die BITTER brauchen für die Galle.
Nimm vor dem Essen einen Schluck
Und auch danach – das ist genug!

Schon DIOSKURIDES empfahl im 1. Jahrhundert nach Christus dieses Bitteraromatikum als verdauungsförderndes, galletreibendes Mittel. TABERNAEMONTANUS schrieb 1731: „... dienet insonderheit vor alle Gebresten des Magens / stillet den Schmertzen und Aufblahen desselben / ... machet den Magen lustig und begirlich zur Speis..."

Und Pfarrer KÜNZLE schrieb 1911: „Ist einer grün wie ein Laub-frosch, mager wie eine Pappel, nimmt täglich ab an Gewicht und Humor, und wirft keinen Schatten mehr, der nehme einen Teelöffel Wermut alle 2 Stunden!"

Diese Erfahrung läßt sich nur bestätigen.

Wermut ist das *Kardinal-Verdauungsmittel* der Mild-Heilkräuterku-ren. Es regt die Sekretion aller Verdauungsdrüsen an, der Speichel- und Magen-Darmdrüsen, der Leber und Bauchspeicheldrüse. Es normalisiert die Magensaftproduktion bei Über- und Untersekretion, steigert den Appetit, aktiviert Kohlenhydrate und Fette spaltende Fermente (Amylasen und Lipasen), verbessert die Verträglichkeit von Speisen, fördert die Darmtätigkeit und bekämpft Magendruck, Völle, Gasbildung im Magen und Darm, Stauungen im Leber- und Gallenbe-reich, Übelkeit und üblen Mundgeruch (Mund spülen!).

Wermut ist ein hervorragendes Gallenmittel, das auch bei den verbreiteten Fehlfunktionen (Dyskinesien) der Gallenblase, der soge-nannten nervösen Galle, die schon bei geringsten Anlässen Be-schwerden macht, hilfreich ist. Das Kraut mindert auch die Gier nach dem Süßen. Nach 3–4 Wochen Wermutkur ist diese Sucht meist deutlich vermindert, was auch als Zeichen der Zustandsverbesserung von Leber und Bauchspeicheldrüse zu werten ist.

Wermut besitzt tonisierende und aufbauende Kräfte. Er steigert die Energie und Arbeitslust, hebt die Widerstandsfähigkeit, hilft bei Schwächezuständen, bei Erkältungen, Grippe und Infektionskrank-heiten und erweist sich auch als gutes Mittel zur Behandlung der Infektanfälligkeit. Gerade bei verdauungsschwachen, blutarmen, blaß bis blaß-grünlich aussehenden Jugendlichen und Erwachsenen, den sogenannten Leber-Gallentypen, ist die Wermutkur empfehlenswert.

Hauptwirkung

Kardinal-Verdauungsmittel der Mild-Heilkräuterkuren. Sekre-tionsanregung aller Verdauungsdrüsen, Tonisierung aller Ver-dauungsorgane. Bei Magen-, Leber-Gallen-Pankreas- und Darmstörungen, besonders bei Leber-Gallentypen, Appetit-schwäche, Fermentmangel, Süßigkeitsgier. Zur Steigerung der Abwehrkräfte bei Infektanfälligkeit und Schwächezuständen.

Zubereitung

1 TL / $^1/_4$ l, Minutenüberbrühung, wobei man anfangs nur 1 Minute, später 3 Minuten lang ziehen läßt.

Anwendung

Bei schlechtem Zustand alle 1–2 Stunden 1 TL. Ansonsten *vor* und *nach* jeder Mahlzeit je 1 Schluck. Dafür genügt 1 Tasse pro Tag, als 6–8 Wochenkur.

Achtung! Überdosierung verursacht Krämpfe! Daher soll Wermut in der Schwangerschaft nicht genommen werden, und nicht als Dauermittel.

Verdauungsempfindliche, besonders Reisende, welche die Gasthausküche schlecht vertragen, nehmen vor und nach dem Essen je 15 Tropfen Wermutessenz unverdünnt und gut eingespeichelt ein.

5. Leberglättertee (Teemischung 10)

„Möge sich deine Leber glätten!"
Gruß der Alten Assyrer.

Zur Unterstützung der ärztlichen Leber-Gallen-Verdauungsbehandlung.

Wermut	– Kardinal-Verdauungsmittel, Säfteproduktion steigernd.
Berberitzenrinde	– leber-gallenanregend, entstauend;
Schafgarbe	– Kardinal-Venenmittel, Pfortadersystem durchblutend;
Pfefferminze	– gallenanregend, krampflösend, antibakteriell.

Zubereitung

Zu gleichen Teilen gemischt, 1 gehäufter TL / $^1/_4$ l zur Minutenüberbrühung. Noch besser mit Kalt-Warm-Methode.

Anwendung

Vor und nach dem Essen je $^1/_2$ Tasse als 6-Wochenkur.

6. Diabetesbehandlung unterstützende Kräuter

Im Fall ärztlicher Zustimmung kann die Therapie der Zuckerkrankheit durch sogenannte Diabeteskräuter unterstützt werden. Dabei ist jeweils der Tee einer der nachstehenden Kräuter in der relativ großen Tagesmenge von 1–2 l einzunehmen und alle 2–3 Monate mit einem anderen Tee abzuwechseln.

a) Heidelbeere

Es werden die Blätter vor der Fruchtreife gepflückt, wobei 4 EL / 1 l, kalt angesetzt, nach der Kalt-Warm-Methode zubereitet, tagsüber verteilt einzunehmen sind.

b) Löwenzahn

Von ihm ist die gesamte Pflanze mit Blüte, Stengel, Blättern und Wurzel als Tee zu verwenden. Außerdem kann in der Blütezeit eine 4-Wochenkur mit frischen Blütenstengeln durchgeführt werden (S. 52).

c) Bohnenschalen

5 gehäufte TL der weißen gedörrten Bohnenschalen / $1^1/_2$ l mit Minutenüberbrühung werden tagsüber verteilt getrunken.

d) Geißraute (Galega officinalis)

Sie wird wie Bohnenschalen zubereitet und angewendet.

e) Brennessel

Der Tee oder der handelsübliche Extrakt regt ebenfalls die Funktionen der Bauchspeicheldrüse an und unterstützt so die diätetische und sonstige Diabetesbehandlung.

Altersdiabetes

Neben der auch hier unerläßlichen Diät ist zu empfehlen:

a) Beifuß (Artemisia vulgaris)

Es wird 1 gehäufter TL Beifußkraut mit Wurzeln / $^1/_4$ l mit Kalt-Warm-Methode zubereitet und *morgens* nüchtern kleinschluckweise getrunken. Außerdem:

b) Tormentille

Es wird 1 gehäufter TL der Wurzel / $^1/_4$ l mit Kalt-Warmmethode zubereitet. Dieser Tee ist *abends* vor dem Einschlafen einzunehmen.

Charakteristische Fälle

In seinem Buch „Der Weg der 1000 Toten" berichtet JOSEF DECK, der im letzten Kriegsjahr in einem russischen Kriegsgefangenenlazarett gearbeitet hatte, von vielen Todesfällen durch Lungenerkrankungen, die auf Unterernährung und Abwehrschwäche zurückzuführen waren. Über einen dramatischen Fall mit *Lungenblutung* schrieb er: „Der Kranke spuckte innerhalb von 2 Stunden einen halben Liter Blut aus. Er bekam Vitamin C und Calcium i. v., doch das half nicht, im Gegenteil. Nach einer Nacht kam eine erneute Blutung, diesmal noch stärker als die erste." Die Ärzte gaben ihn auf. Nur der Pflanzenheilkundige hatte noch eine Hoffnung: „Ich holte sofort meine Kräuter aus der Umzäunung des Gefangenenlagers des etwa 4 Meter breiten Stacheldrahtverhaues und Schußfelds, nachdem die russische Chefärztin SACHANINKA zuvor den Posten angewiesen hatte, nicht zu schießen. Ich pflückte Schafgarbe, Habichtskraut und Zinnkraut, hackte die Kräuter durch, machte einen Aufguß und ließ den Kranken alle 10 Minuten schluckweise einen Eßlöffel davon nehmen. Siehe da, nach etwa einer halben Stunde stand die Blutung. Nach drei Tagen durfte der Patient aufstehen."

Ein *weiterer Fall:* „Auf der Chirurgie lag ein Mann mit *unstillbarem Nasenbluten.* Der Chirurg hatte bereits die Nasenschleimhaut geätzt, nachdem die Tamponade eingelegt worden war. Beides half nichts. Da er bereits 10 bis 11 Stunden blutete, würde der Patient wohl sterben müssen. Da wurde die Wache angewiesen, nicht zu schießen, ich pflückte die Kräuter, machte den Aufguß, und siehe, die Blutung stand."

Eine *italienische Familie* verspeiste eine Pilzsuppe, in die aus Versehen der tödlich wirkende *Knollenblätterpilz* geraten war. Bisher ist nur ein einziger Wirkstoff bekannt, der die Leber erwiesenermaßen vor so starken Giften schützen kann. Zum Glück war dieses sonst noch wenig bekannte Mittel aus der Mariendistel in einem Krankenhaus in Salerno vorhanden, wodurch die ganze Familie gerettet werden konnte.[7]

17. Einfache *Hausgehilfin,* 48, stark übergewichtig, naschhafte, völlig undisziplinierte Esserin. Wegen Gallensteinen wurde ihr die Gallenblase entfernt. Dennoch bekommt sie alle paar Wochen *„Gallenanfälle"* nach üppigem Essen von Gebackenem mit Schweinefett und dgl. Nach einem Anfall bleibt sie meist 2–3 Tage im Bett und fastet. Aber schon bei der nächsten Einladung zum „großen Essen und Trinken" in ihrem Verwandtenkreis begeht sie mit erstaunenswerter „Konsequenz"die gleichen Diätfehler. Um die Krankenstände zu verringern, zwingt ihre Dienstgeberin sie, vor ihren Augen 2mal täglich eine Tasse Berberitzentee zu trinken. Bald darauf fühlt sie sich viel wohler und hält sich daher, um sich diesen angenehmen Zustand zu erhalten, erstmals in ihrem Leben beim Essen mehr zurück. Außerdem nimmt sie nun aus eigenem Impuls den Tee regelmäßig ein und hat schon lange Zeit keinen Anfall mehr bekommen.

18. *Bankangestellter,* 32, leidet im Anschluß an eine Gallenblasenoperation an täglichen *Oberbauchkoliken (Postcholezystektomie-Syndrom).* Auch nach einem

mehrwöchigen Klinikaufenthalt geht es ihm trotz zahlreicher Medikamente und Injektionen kaum besser. Immer wieder muß er in Krankenstand gehen und an Wochenenden den Notarzt rufen lassen. Dann führt er eine Darmschonkur nach F. X. MAYR durch und verliert fast sämtliche Beschwerden. Es bleibt aber erhöhte Empfindlichkeit der Leber auf kleine, im Alltag nicht ganz zu vermeidende Diätfehler. Daher erhält er eine 8-Wochen-Kur mit Leberglättertee, die seinen Zustand überzeugend weiterverbessert. Im darauffolgenden Jahr erkrankt er nicht mehr. Der Mann trinkt zur Gesundheitserhaltung im Wechsel Schafgarben-, Anserinen-, Fenchel- und andere Tees, wodurch er beschwerdefrei bleibt.

19. *Masseurin,* 26, kann sich seit 2 Fehlgeburten nicht mehr richtig erholen. Sie sieht verhärmt, kränklich, angedeutet blaß-grünlich im Gesicht aus. Appetit und Speisenverträglichkeit sind schlecht, *Gallenblasen-* und andere *Oberbauchbeschwerden* behelligen sie. Die ihr vom Hausarzt verordneten Magen-, Gallen-, Ferment- und Beruhigungspillen halfen wenig, sie kann nur mit größter Mühe ihren Beruf ausüben, ist verzweifelt. Um sie psychisch aufzubauen, erhält sie nun Anweisungen für bewußte Autosuggestion sowie Richtlinien zur „Pflege des gesunden Hungers", weiterhin Wermuttee, 2stündlich 1 Schluck, und 3 × 1 Tasse Leberglättertee. Schon nach wenigen Tagen geht es ihr etwas besser, die Lebensgeister melden sich wieder, sie sieht wieder etwas positiver in die Zukunft und bekommt Appetit. Nach 3 Monaten ist sie in jeder Hinsicht über den Berg.

VI. DARMKUREN

Der Darm ist der Vater aller Trübsal.
Arabisches Sprichwort

Die heute verbreitetste Verdauungskrankheit, die Darmträgheit, wird verursacht durch Erbfaktoren, falsche Ernährungsweise oft von frühester Kindheit an, zu geringe Flüssigkeitszufuhr, Erschlaffungen, Verkrampfungen und Entzündungen im Darmtrakt (Enteropathie), sitzende Lebensweise, Bewegungsmangel, hemmende psychische Faktoren usw. Die Bedeutung der Verdauungsfunktionen für die Gesamtgesundheit wird nur selten erkannt. Die alten Araber sprachen vom kranken Darm treffend als vom „Vater aller Trübsal" und LOUIS KUHNE von der „Mutter der meisten Krankheiten". PARACELSUS schrieb:

„Das Vieh, das Milch gibt, hat eine bestimmte Stunde zum Melken. Die Zeit muß eingehalten werden, sonst gerinnt die Milch im Euter und wird topfig. Darauf folgt Krankheit und Verderben des Viehs. Dies geschieht auch beim Menschen, wenn Stuhl und Harn nicht rechtzeitig ihren natürlichen Abgang haben."

Der Verdauungsforscher F. X. MAYR erklärte: „Die im kranken Darm entstehenden Gifte sind es nachweisbar, die den Menschen krank, vorzeitig alt und häßlich machen. Die Darmträgheit ist das verbreitetste, folgenreichste und dennoch unbekannteste aller Übel." und METSCHNIKOFF ergänzte: **„Im Darm sitzt der Tod!"**

Diese Zusammenhänge waren schon den alten Ärzten vertraut. Sie haben Fasten oder Diät verordnet. Auch sämtliche Gründer von Kulturreligionen in allen Erdteilen haben unabhängig voneinander alljährliches Fasten geboten. Sie wußten, daß eine befristete Einstellung oder Einschränkung der Nahrungszufuhr Darm und Stoffwechsel entlastet. Dadurch wird der Leib von Verbrauchtem, Abgelagertem, Giftigem und Hinunterziehendem befreit. Dies macht den Menschen gesünder und aufnahmefähiger für höhere Wahrheiten. Ein persisches Sprichwort sagt auch, daß das, was der Arzt nicht kurieren kann, durch den Ramadan (islamisches Fasten) ausgeheilt wird.

Auch heute besteht die grundlegende Therapie der allermeisten Verdauungsschäden in einer Intensivdiätetik, d. h. in Heilfasten oder diätetischen Entschlackungskuren, wie den Darmschon- und -säube-

102

rungskuren nach F. X. Mayr. Dazu gehört auch die Erziehung zu gründlichem Kauen und zu regelmäßiger Darmentleerung. Der Dauergebrauch von Abführmitteln, auch von pflanzlichen, ist grundsätzlich abzulehnen. Abführmittelmißbrauch führt zu Mineralstoffverlust, Darmentzündung und Selbstvergiftung vom Darm. Daher ist in jedem Fall Beratung durch einen auf die Behandlung solcher Leiden spezialisierten Arzt zu empfehlen.*)

In der Pflanzenheilkunde gibt es zahlreiche Mittel, die wirkungsvoll die Verdauung von Kohlenhydraten, Fetten und Eiweißstoffen unterstützen (siehe Tafel II, III, IV). Als Hilfen haben sich außerdem seit langem bewährt:

1. Gänsefingerkraut oder Anserine (Potentilla anserina) (Abb. 5)

Dieses schon früher besprochene „Krampfkraut" empfiehlt sich bei allen Verkrampfungs- und Entzündungszuständen im Magen-Darmtrakt, von Magen-, Dünndarm- und leichter Dickdarmentzündung (Colica mucosa) bis zu Durchfällen mit Koliken, Blähungen, spastischer Verstopfung. Anserine löst allmählich Verkrampfungen wohltuend auf, fördert die Abschwellung und Rückbildung entzündlicher Schleimhautveränderungen und unterstützt damit, ohne ein Abführ- oder Stopfmittel zu sein, die Normalisierung der Darmentleerung. Sie entkrampft auch die Nieren und fördert die Nierenausscheidung, was auch bei Darmerkrankungen hilfreich ist, da Darm und Nieren in ihren Ausscheidungsfunktionen sich gegenseitig ergänzen. Das Gänsefingerkraut eignet sich auch während und nach Darmreinigungskuren als vortreffliches Unterstützungsmittel, das die Heilungsvorgänge beschleunigt und von vielen „Anserinenliebhabern" als „Darmbalsam" bezeichnet wird.

---

* *Eine Liste der nach der Methode Dr. Mayr arbeitenden Ärzte ist zu erhalten von* „Gesellschaft der Mayr-Ärzte e. V.", D-6900 Heidelberg 1, Postfach 10 28 40.

Hauptwirkung (siehe S. 74–75)

Zubereitung

1 TL auf ¹/₄ l, zur Minutenüberbrühung.

Anwendung

Morgens nüchtern, tagsüber und abends mehrmals je 1–2 Tassen, insgesamt 1–2 Liter täglich. Langfristige Anwendung. Bei Blähungen ist dem Tee die gleiche Menge Anis oder Fenchel beizufügen. Dabei empfiehlt sich die Kalt-Warm-Methode. Bei Schmerzen oder zur Heilungsbeschleunigung sind zusätzliche heiße Umschläge mit Anserinentee auf die Krampfstellen sehr wertvoll. Dabei wird auch das zuvor überbrühte Kraut aufgelegt.

2. Tausendgüldenkraut (Centaurium umbellatum) (Abb. 6)

Dieses bekannte rotblühende, hocharomatische Bittermittel heißt im Volksmund „Magensod", weil es Sodbrennen, vermehrte Magensäureproduktion, aber auch Magenschwäche, Appetitlosigkeit und Verdauungsstörungen wirksam bekämpft. Es hilft auch bei Verstopfung, Blähungszuständen, Völlegefühl und anderen Bauchbeschwerden, die während oder nach Infekten auftreten. Es kann Fieber senken und die Zahl der weißen Blutkörperchen („Blutpolizei") nachweisbar vermehren. Dies beweist eine Aktivierung der körpereigenen Abwehrkräfte. Nach überstandenen fieberhaften Erkrankungen dient es als Kräftigungsmittel. Besonders wertvoll ist es bei Leberleiden mit zu geringer Gallenabscheidung und bei Gallenbeschwerden der Viel- und Üppigesser nach fetten und auch sonst opulenten Mahlzeiten. Außerdem soll das Kraut das Gedächtnis stärken, das „Zappeligsein" bei Kindern vermindern und – wie übrigens viele Bitterkräuter – die Stimmung aufhellen („bitter macht lustig!").

Hauptwirkung

Säfteproduktionssteigerndes Bitterkraut zur Verbesserung der Verdauung, des Appetits und der körpereigenen Abwehrkräfte. Leber-Gallenmittel, bei Sodbrennen, nach üppigem Essen.

Die Kohlenhydratverdauung unterstützenden Pflanzen

Wir können uns durch das tägliche Essen krank machen, aber auch stärken und unsere Gesundheit erhalten.

PARACELSUS

Funktionsschwäche des Verdauungsapparates und Überkonsum an Kohlenhydraten, besonders an Zucker und Weißmehlprodukten, aber auch an Obst, führen im Darm zu Gärungsprozessen mit Bildung von giftigen Fuselalkoholen wie Propanol und Butanol. Diese gehen nicht restlos mit dem Stuhl ab, ein Teil davon tritt in das Blut über, schädigt schließlich die Leber und führt zur gesundheitsuntergrabenden Selbstvergiftung aus dem Darm.[1, 2]

Die wirksamste Behandlung ist eine Darmreinigungskur mit anschließender Neugestaltung der Ernährungsweise. Auch Heilkräuter können die Kohlenhydratverdauung unterstützen, indem sie die körpereigene Fermentproduktion anregen, entstehende Zersetzungsprodukte desinfizieren und die weitere Bildung von Gärgiften hintanhalten. Damit werden auch Auftreibung des Leibes, Völlezustände, Gasbildung und Blähungen bekämpft. Als Gewürz bzw. als Tee kommen in Betracht:

Kümmel (Carum carvi)
Fenchel (Foeniculum vulgare)
Anis (Anisum vulgare)
Dill (Anethum graveolens)
Koriander (Coriandrum sativum)
Kerbel (Anthriscus cerefolium)
Petersilie (Petroselinum sativum)
Muskatblüte (Flos Macidis).

Eine hervorragende, die Kohlenhydratverdauung unterstützende und die Gärungs- und Blähungsvorgänge hemmende Tinktur ist das Bitterelixier-individual mit Kümmel, Fenchel, Muskatblüte (siehe Teil 3).

Zubereitung

1 TL / $^1/_2$ l, mit Kaltansatz. Nicht erhitzen.

Anwendung

3 × $^1/_4$ Tasse $^1/_2$ Stunde *vor* dem Essen sowie 1 Schluck *nach* dem Essen und bei Beschwerden; *oder:* 3 × 20 Tropfen der Essenz.

Unterschiede einzelner Bittermittel (Amara)

Alle Amara regen die Tätigkeit sämtlicher Verdauungsdrüsen und -organe an. Sie aktivieren die Fermentproduktion, fördern die Blutbildung und allgemeine Kräftigung.

a) Wermut

hilft am besten dem labilen, leicht nervösen Leber-Gallentyp, mindert die Süßigkeitsgier und steigert die Abwehrkraft bei Schwäche und Infektanfälligkeit.

b) Bitter- oder Fieberklee

bekämpft Folgen schlechter Verdauung wie Kopfschmerz, Depressionen, verdauungsbedingte Migräne, außerdem Fieber (daher „Fieberklee") und Nervenschwäche.

c) Kalmus

ist das Tonisierungsmittel für den verdauungsschwachen Astheniker mit Magen-Darmsenkung und für grazile Frauen mit Unterleibssenkung, auch Nierensenkung.

d) Benediktenkraut

wirkt ähnlich der Mariendistel auf Leber, Galle und Venen, besonders des Pfortadersystems (Leber- und Venenmittel).

e) Tausendgüldenkraut

hilft dem genußbetonten Viel- und Üppigesser, der aufgrund seiner Ernährungsfehler Magen- und Gallenbeschwerden bekommt. Außerdem bei Schwäche nach Infekten.

106

Die Fettverdauung unterstützenden Pflanzen

Funktionsschwäche des Verdauungsapparates, Fermentmängel, Überkonsum an Fett sowie minderwertige Fette und schwer bekömmliche Fettzubereitungsarten führen vielfach zu abnormer Fettverdauung mit Bildung von ranzigen Fetten. Als Folge treten Störungen des Fettstoffwechsels auf. Oft zeigen sich Leber-, Gallen-, Darmbeschwerden, mitunter auch Talgdrüsen-Überproduktionen, fette glänzende Gesichtshaut, Hautausschläge wie Seborrhö, Akne, fettige Haare, zahlreiche Mitesser, oft auch nur ein ständig verschmutzter Hemdkragen trotz gründlicher Körperpflege. Charakteristisch ist ein ranziger Schweißgeruch, wie nach einer schlecht gewordenen kalten Rindsuppe. Viele schlechte Körpergerüche, auch Schweißfüße und übelriechende Achelschweiße sind häufig Folgen eines gestörten Fettstoffwechsels.

Die wirksamste Behandlung ist eine Darmreinigungskur mit anschließender Neugestaltung der Ernährungsweise. Auch Heilkräuter können die Fettverdauung unterstützen, die körpereigenen Fermente aktivieren und die Entstehung der Fehlverdauung bekämpfen.

1. Als Gewürzbeigabe

Rosmarin (Rosmarinus officinalis)
Beifuß (Artemisia vulgaris)
Wermut (Artemisia absinthium)
Estragon (Artemisia dracunculus)
Alantwurzel (Inula helenium), auch zum Kauen nach fetten Speisen als Bio-Kaugummi, weiterhin
Salbei, Thymian und Bohnenkraut.

2. Als Kräutertee

Dafür sind vor allem Bitterpflanzen-Tees geeignet, am besten vor und nach jedem Essen 1–2 Schluck getrunken:
Wermut (Artemisia absinthium)
Kalmuswurzel (Acorus calamus)
Tausendgüldenkraut (Centaurium umbellatum)
Benediktenkraut (Carduus benedictus)
Berberitze (Berberis vulgaris)
Rosmarin (Rosmarinus officinalis)
Schafgarbe (Achillea millefolium) usw.
Außerdem Salbei (Salvia officinalis). Äußerlich hilft er auch gegen Gerüche (lokale Waschung).

Hervorragende, die Fettverdauung unterstützende Tinkturen sind der Schwedenbitter und das Bitterelixier-individual mit Beifuß und Benediktenkraut.

3. Lein (Linum usitatissimum)

Der Samen des Leins enthält Schleim, Eiweiß, Öl, Mineralstoffe wie Kalium, Magnesium, Kalzium usw. Er ist eine Quell- und Schleimpflanze, die durch „Einschleimen" als sogenannte Gleithilfe und durch Aufquellen mit Volumenszunahme als sogenannte Füllhilfe die Darmtätigkeit mechanisch anregt. Leinsamen sind daher mechanische Abführmittel. Wie alle anderen Abführmittel können auch Leinsamen

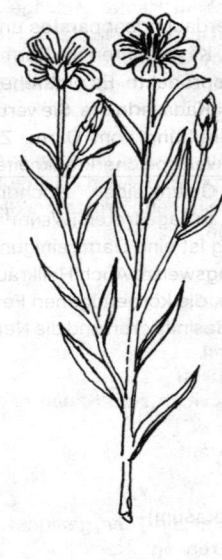

Lein

die tieferen Ursachen der verbreiteten Darmträgheit mit ihren Verkrampfungen, Erschlaffungen und Entzündungen verschiedener Darmabschnitte nicht heilen. Dazu bedarf es bei nächster Gelegenheit einer Darmregenerationskur[1] mit anschließender Neuorientierung der Ernährungsweise. Auch die Menge der „besonders bekömmlichen Flüssigkeit" ist zu steigern, da der Darmträge fast immer viel zu wenig trinkt. Empfehlenswert zum Trinken sind die jeweils passenden Kräutertees, wie Anserine (darmentkrampfend), Berberit-

Die Eiweißverdauung unterstützenden Pflanzen

Eine jegliche Speise und ein jegliches Getränk, wenn es über seine Dosis eingenommen wird, so ist es Gift.

PARACELSUS

Funktionsschwäche des Verdauungsapparates und Überkonsum an Eiweiß, wie Fleisch, Fisch, Wurst, Ei, Käse, führen im Darm zu Fäulnisprozessen mit Bildung hochtoxischer Fäulnisprodukte. Es entstehen leichengiftartige Verbindungen wie Indikan, Putrescin, Kadaverin u. a. Sie verursachen eine die Gesundheit untergrabende Selbstvergiftung vom Darm. Zu reichlicher Genuß von Eiweiß erzeugt sogenannte Eiweißspeicherkrankheiten. Diese können als rheumatische Prozesse, Gicht, Gelenkleiden, Hochdruck, Arterienverkalkung, Schlaganfall, Herzinfarkt usw. zu Tage treten (WENDT[20]).

Die wirksamste Behandlung ist eine Darmreinigungskur mit anschließender Neuorientierung der Ernährungsweise. Auch Heilkräuter können die Eiweißverdauung wirksam unterstützen, die körpereigenen Fermente aktivieren, entstehende Zersetzungsprodukte desinfizieren und die Neubildung von Fäulnisgiften bekämpfen.

1. Laucharten

Knoblauch (Allium sativum)
Bärlauch (Allium ursinum)
Zwiebel (Allium cepa)
Schnittlauch (Allium schoenoprasum)
Porree (Allium porrum)

2. Senfölgewächse

Kren (Cochlearia armoracia)
Schwarzrettich (Raphanus sativus)
Brunnenkresse (Nasturtium officinale)
Kapuzinerkresse (Tropaeolum majus)
Schwarzer Senf (Brassica nigra)
Löffelkraut (Cochlearia officinalis)

Hervorragende, die Säfteproduktion anregende und damit die Eiweißverdauung unterstützende Tinkturen sind der Schwedenbitter und das Bitterelixier-individual mit Tausendgüldenkraut und Kalmus.

ze (gallenaktivierend), 4-Windetee (entblähend, desinfizierend), Brennessel (Verdauung anregend), Löwenzahn (Leber anregend), Schafgarbe (Bauchdurchblutung verbessernd) usw. Dazu kommt noch der Leinsamen.

Eine im Leinsamen nachgewiesene, unschädliche Vorstufe der Blausäure führt auch nach Verzehr der Samen zu keiner Bildung giftiger Stoffe im Organismus. Im Gegensatz zu früheren voreiligen Behauptungen sind daher Leinsamen nachgewiesenermaßen völlig ungiftig.

Zubereitung

Während bei entzündlichen Magen-Darmerkrankungen nur der *abgeseihte* Leinsamentee günstig ist, wird bei Darmträgheit nur der *ganze* oder der *gestoßene* oder *geschrotete* Leinsamen ohne Abseihung verwendet. Letzteren kann man durch Mahlen in einer Schrotmühle selbst zubereiten oder in Reformhaus bzw. Apotheke besorgen. In gemahlenem Zustand darf er aber nicht länger als 8 Tage gelagert werden, da er sonst ranzig wird und die Magenschleimhaut reizt.

Anwendung

Die bekannteste Anwendungsform erfolgt durch Einweichen der Samen in Wasser am Abend und Einnehmen am Morgen. Besser ist die direkte Einnahme der Samen mit reichlich Wasser oder Kräutertee, weil sich dadurch die wichtigen Quellungsvorgänge erst im Darm und nicht schon vorher abspielen. Am besten quellen die zerkleinerten Samen. Man kann sie im Müsli, mit geriebenen Äpfeln, unter Topfen (Quark), Dickmilch, Kartoffeln usw. gemengt einnehmen.

Anfangs sind meist 3 × 1–2 EL ganze oder geschrotete Samen regelmäßig einzunehmen. Erst nach einigen Tagen tritt die Gleit- und Füllwirkung ein. In dieser Zeit soll aber kein chemisches Abführmittel genommen werden. Notfalls sind Einläufe mit sehr warmem Wasser oder Kamillentee zu machen. Der erste „Leinsamenstuhl" kann dann noch ziemlich hart sein, später werden die Darmausscheidungen weicher und treten leichter aus. Ganz wichtig ist dazu *reichliche Flüssigkeitszufuhr!* Ohne Trinken kann nichts quellen! Die Einnahme von Leinsamen sollte als *Überbrückungsmaßnahme* bis zu einer systematischen Darmreinigungskur verstanden werden.

4. Vier-Windetee (Teemischung 11)

Fenchel schlägt Fieber und Gifte
Reinigt den Magen, schärft das Auge,
Und jagt die Winde durch das hintere Pförtchen.

Med. Schule zu Salerno, um 1000 n. Chr.

*Kümmel dienet wider die Aufblähung des Bauches/
von windigen Blästen verursacht/. Er miltert den
Wehethum des Magens/ vertreibt das Aufröpsen/
leget den Schmertzen der Leber und stärket sie ...*

JAKOBUS THEODORUS TABERNAEMONTANUS, 1731

Chronische Verdauungsschäden mit Fermentmangel, Darmträgheit, Genuß blähungsfördernder Kost, insbesondere Überkonsum an Vollwertprodukten, wie schweren frischen Vollkornbroten, Rohkost, Hülsenfrüchten usw., Darmfloraveränderungen (z. B. nach Antibiotika) führen oft zu Gärungsprozessen im Darm mit Blähungen, Aufgetriebensein, Völle, Luftaufstoßen, Zwerchfellhochstand mit Atemnot, Beklemmung, Herzsensationen u. a. m. Siehe Tafel II.

In solchen Fällen ist die Ernährungsweise umzustellen! Die außerdem meist mangelhafte Kohlenhydratverdauung wird durch den Vier-Windetee verbessert:

Fenchel	– gärungswidrig, krampflösend, blähungstreibend;
Kümmel	– verdauungskräftigend, desinfizierend, blähungswidrig;
Anis	– blähungstreibend, schmerzlindernd, krampflösend;
Pfefferminze	– gallentreibend, desinfizierend, blähungswidrig;
Schafgarbe	– Bauchwehkraut, Bauchdurchblutung verbessernd.

Zubereitung

Zu gleichen Teilen gemischt, 1 gehäufter TL / $^1/_4$ l mit Kalt-Warm-Methode.

Anwendung

3–5 × 1 Tasse täglich, längerfristig.

5. Stoffwechseltee (Teemischung 12)

Diese Mischung dient der Belebung der Ausscheidefunktionen von Darm und Nieren, der Entlastung des Stoffwechsels, der Entkrampfung und Reinigung des Darmtraktes, sowie für Frühjahrskuren.

Brennessel   – blutreinigend, nieren- und darmbelebend;

Fenchelsamen   – entkrampfend, desinfizierend, entblähend;

Rhabarberwurzel   – entzündungshemmend, dickdarmanregend;

Faulbaumrinde   – gallen- und dickdarmanregend.

Zubereitung

Zu gleichen Teilen gemischt. 1 gehäufter TL / $^1/_4$ l zur Kalt-Warm-Methode.

Anwendung

Individuelle Dosierung, meist 1–3 × 1–2 Tassen als 4–6 Wochenkur.

6. Blutwurz oder Tormentille (Potentilla tormentilla) (Abb. 22)

Wie bei jeder Erkrankung ist vor einer Kräuteranwendung ärztlicher Rat einzuholen. Ein bewährtes pflanzliches Durchfallmittel ist die Blutwurz. Am besten dient die in Apotheken beziehbare gepulverte Wurzel, von der 3–4 × täglich 1 Messerspitze voll mit Flüssigkeit einzunehmen ist. Dabei wird auch die Mundhöhle angenehm gereinigt und der bei Darmerkrankungen üble Mundgeschmack beseitigt. Auch Sommerdurchfälle und flüssig-breiige Gärungsstühle werden durch die bakterienwidrigen, desinfizierenden, zusammenziehenden und entgiftenden Wirkungen der Blutwurz energisch bekämpft. Übriges siehe Mundkuren!

112

7. Schwedenbitter

Diese im Teil 3 beschriebene Bittertinktur kann allein oder zur Wirkungsverstärkung der jeweiligen Kräutertees, wie Anserine, Schafgarbe, Vierwinde-, Stoffwechseltee usw. angewendet werden. Man nimmt 1 TL auf $1/2$ Tasse Kräutertee, 1–3 × täglich.

Sehr bewährt sind auch die zusätzlichen Anwendungen von Schwedenbitterumschlägen auf den Bauch (siehe Teil 3!).

Charakteristische Fälle

20. *Johann Wolfgang von Goethe* hatte Zeit seines Lebens eine zu Krankheiten neigende Konstitution. Sein Leibarzt Hofmedicus WILHELM ERNST CHRISTIAN HUSCHKE verordnete ihm zur Verbesserung seiner *allgemeinen Verdauungsbeschwerden* Tausendgüldenkraut und Wermut, um Magen und Darm, Leber und Galle zu stärken. GOETHE hat sich zwar gelegentlich über die Bitterkeit dieser beiden Tees beklagt, hat sie aber folgsam und mit Erfolg eingenommen.

21. *Lehrer,* 42, leidet an *Blähsucht* mit dadurch bedingtem *Zwerchfellhochstand* und *anfallweisen Herzbeschwerden (gastrokardialer Symptomenkomplex)*. Während des Unterrichtes quälen ihn Völlegefühle und Winde. Vor jeder weiteren Therapie wird sein Überkonsum an Rohkost abgestellt und eine Darmberieselung mit Bittersalz (1 TL Bittersalz auf $1/4$ l warmes Wasser nüchtern) als vorübergehende Maßnahme empfohlen. Zur Unterstützung erhält er Vier-Windetee. Nach 3 Tagen berichtet er von entscheidender Besserung, nach 1 Woche ist er auch von seinen quälenden Herzbeschwerden befreit. Nach weiteren 3 Wochen wird das Bittersalz abgesetzt und Schwedenbitter in Schafgarbentee gegeben. Zwei seiner Kollegen mit ähnlichen Beschwerden trinken daraufhin auch Vier-Windetee und fühlen sich schon nach kurzer Zeit gebessert.

22. *Hausfrau,* 57, leidet seit 20 Jahren an *Stuhlverstopfung*. Sie ist bereits „Spezialistin" für alle gängigen Abführmittel, die aber nach einiger Zeit Krämpfe verursachen oder in der Dosis gesteigert werden müssen. Ihre Allgemeinstörungen von Müdigkeit, nahezu ständigen *Kopfschmerzen*, Lustlosigkeit, *Antriebsschwäche* bis *Depressionen* verschlechtern sich zunehmend. Schließlich führt sie eine Darmregenerationskur nach F. X. MAYR durch und fühlt sich danach körperlich und seelisch „wie neugeboren". Nur der Darm arbeitet (aufgrund der langjährigen Schädigung) noch immer nicht zufriedenstellend. Daher nimmt sie bis zu einer Wiederholungskur den Stoffwechseltee mit Schwedenbitter verstärkt, trinkt viel mehr Flüssigkeit und ernährt sich gesünder. Die Kopfschmerzen und Allgemeinstörungen treten nicht mehr auf. Die Wiederholungskur nach F. X. MAYR kombiniert mit Anserinen- und Stoffwechseltee verbessert weiterhin ihren Zustand. Sie meint: „Das hat mir das Leben gerettet!"

23. *Restaurantbesitzer,* 48, übergewichtig, klagt über *allgemeine Verdauungsstörungen*, Appetitlosigkeit, Völlegefühl, Sodbrennen, Druck im Oberbauch, Herzbeschwerden bei Blähungen, Übelkeit. Der Mann zeigt einen Nylonsack, gefüllt mit verschiedensten Medikamenten wie Abführmittel, Fermentpräparaten, Herz-, Nerven-,

Schlaftabletten, Psychopharmaka usw., die er in der letzten Zeit eingenommen hat. Anstelle aller Medikamente erhält er „Pflege des gesunden Hungers" und diätetische Verordnungen, soweit diese im Rahmen seines Berufes einhaltbar sind. Dazu trinkt er 3 × 1 Tasse Tausendgüldenkrauttee und über den Tag verteilt 4-Windetee. Nach 3 Wochen berichtet er von hervorragender Besserung und meldet sich für seinen nächsten Urlaub zur Durchführung einer stationären Darmreinigungskur an.

VII. MASTDARM- UND HÄMORRHOIDENKUREN

Der heutige Mensch sitzt und ißt zuviel.
Dr. med. Erwin Liek

Üppige Ernährung, Verdauungsstörungen, träger Darm, sitzende Lebensweise, großer Bauch, auch durch Schwangerschaft, fördern die Entstehung von Blutstauungen und Entzündungen im Mastdarm- und Hämorrhoidenbereich. Nicht selten zeigen sich hellrote Blutstropfen oder -spritzer auf dem Stuhl aufgetropft. Die alten Ärzte sprachen von der „goldenen Ader", weil solche kleinen„Aderlässe" oft „Goldeswert" besitzen. Sie entlasten nämlich die meist prall und mit giftbeladenem Blut gestauten Venen des Mastdarms, des kleinen Beckens und Pfortadersystems bis zur Leber hin, was sich für korpulente vollblütige Personen nur günstig-befreiend auswirkt.

Blutig-schleimige Stühle weisen hingegen auf geschwürige Dick- oder Mastdarmentzündungen (Kolitis oder Proktitis) hin; teeschwarze Stühle auf blutende Magen-Darmgeschwüre; sparsam blutig durchzogene Stühle können von Polypen, gut- oder bösartigen Tumoren kommen, weshalb *bei jedem Aufscheinen von Blut und bei allen Mastdarm- und Hämorrhoidenerkrankungen die tiefere Ursache vom Arzt abzuklären ist.*

Da Mastdarmentzündungen und Hämorrhoiden keine für sich allein isolierten Leiden darstellen, sondern sich meist als Symptome fehlerhafter Ernährungsweise und chronischer Verdauungsschäden erweisen, besteht die grundlegende Behandlung in einer Darmreinigungskur. In jedem Fall ist auf wohlgeregelte, weiche, leicht und nicht durch langes oder starkes Pressen erzwungende Darmentleerung zu achten.

Als hilfreiche Heilpflanzen kommen in Betracht:

1. Gänsefingerkraut oder Anserine (Potentilla anserina) (Abb. 5)

Dieses schon bei „Magenkuren" und „Darmkuren" besprochene „Krampfkraut" fördert in genügender Menge, von mindestens $1\frac{1}{2}$ Liter täglich getrunken, bei verkrampftem Darm die Entleerung und

Rückbildung von geschwollenen und gequollenen Schleimhäuten und entzündeten Hämorrhoidalknoten. Obwohl die Anserinenwirkung vorwiegend über die Blutbahn stattfindet, ist doch die bildhafte Vorstellung nützlich, daß der Tee von der Mundhöhle bis in den Enddarm eine weite Strecke, nämlich die Distanz von 7 bis 9 Meter zurückzulegen hat. Daher sind größere Teemengen erforderlich, damit auch genügend davon bis zum „hinteren Pförtchen" gelangen kann.

Zubereitung

1 TL / $^1/_4$ l, Minutenüberbrühung.

Anwendung

$1^1/_2$–2 l tgl. Unterstützend wirkt der Zusatz von 2–3 TL Schwedenbitter oder Bitterelixier pro Tag jeweils in $^1/_2$ Tasse Tee.

2. Schafgarbe (Achillea millefolium) (Abb. 16)

Dieses bei „Leber-Gallenkuren" besprochene Kardinalheilmittel ist der „Spezialist für venöse Stauungen" und Krampfzustände im Pfortadersystem und Unterleib. Schafgarbe wirkt auch bei Hämorrhoiden entstauend, entzündungshemmend und schmerzlindernd. Hervorragend ist ihre bereits angeführte blutstillende Wirkung, die in der Volksmedizin bei allen Blutungen genützt wird, auch bei Hämorrhoidenblutungen.

Bei Hämorrhoiden und Mastdarmleiden verwendet man die Schafgarbe meist als Ergänzung in Teemischungen oder allein mit Zusatz von Schwedenbitter (wie bei Anserine).

Zubereitung

2(– 3) TL von frischen Blütendolden / $^1/_4$ l, Sekundenüberbrühung (am besten selbst pflücken!), oder getrocknete Blüten 1–2 TL / $^1/_4$ l, Minutenüberbrühung.

Anwendung

2–4 Tassen als Ergänzungstee des Anserinen- oder Beinwurztees, oder 4 Tassen verstärkt durch je $^1/_2$–1 TL Schwedenbitter oder Bitterelixier.

116

3. Krampflöser-Tee (Teemischung 13)

Bestehen bei Mastdarm- oder Hämorrhoidenleiden auch Verkrampfungen im übrigen Verdauungstrakt, zeigen sich schafkotartige
(kleinballige) oder bleistiftdünne Stühle, dann kann der Arzt eine
krampflösende und blutstillende Teemischung anraten wie

Gänsefingerkraut	– krampflösend, entzündungshemmend, abschwellend;
Schafgarbe	– entstauend, blutstillend, entkrampfend;
Kamille	– entzündungswidrig, entgiftend, entkrampfend.

Zubereitung

Zu gleichen Teilen gemischt, 1 gehäufter TL / $^1/_4$ l, zur Minutenüberbrühung.

Anwendung

Wie Anserinentee (siehe oben).

4. Beinwurz, Schwarz- oder Wallwurz (Symphytum officinale) (Abb. 11)

Dieses schon bei Magenkuren besprochene Mittel hilft bei besonders schweren entzündlichen Erkrankungen, Schleimhautveränderungen, Krampfader- und Hämorrhoidalentzündungen, auch wenn
diese schon mit großen Schmerzen, Hitze, düsterroten Schwellungen
und Quellungen einhergehen. Beinwurz entfaltet staunenswert rasch
ihre kühlenden, schmerzlindernden, entzündungswidrigen, ab-
schwellenden und granulationsfördernden Fähigkeiten. Die Wurzel
regt auch bei weitgehend geschädigten Geweben ein erneuerndes
Zellwachstum an. In schweren Fällen reicht kein anderes Mittel an ihre
regenerativen Fähigkeiten heran.

Zubereitung

4 TL kleingeschnittene Wurzeln / $^1/_2$ l als Kaltansatz.

Anwendung

Morgens leicht erwärmt, abgeseiht, tagsüber verteilt kleinschluckweise getrunken. Oder 5× 15 Tropfen der Frischpflanzenessenz. Günstig ist auch das Kauen der Frischwurzel als Pflanzenkaugummi. Wichtig ist die zusätzliche äußere Anwendung.

5. Äußere Anwendung

a) Nach jeder Darmentleerung ist Waschen der Analgegend mit kaltem Wasser erforderlich. Danach mit einem in Schwedenbitter-Tinktur getauchten Wattebäuschchen abtupfen. Man kann auch ein solches Bäuschchen über Nacht auflegen, mit Zellstoff bedecken und mit einer Badehose oder einer Damenbinde fixieren. Es wirkt schmerzstillend, zusammenziehend, rückbildungsfördernd.

b) Bei schweren Reizzuständen ist Beinwurzsalbe, nach vorsichtiger Kaltabwaschung aufgetragen, günstiger. Bei inneren Knoten und Mastdarmentzündungen ist etwas Salbe mit dick eingeschmiertem Finger in den Mastdarm einzuführen.

c) Auch Beinwurzblätter, heiß abgebrüht, können im abgekühlten Zustand aufgelegt werden (nie aber heiß!).

d) Treten große Schmerzen bei der Darmentleerung auf, dann besteht meist eine Fissur, ein Einriß der Schleimhaut. Zur Ausheilung sind 2–3 × täglich Einläufe mit kühlem Wasser oder Kamillen- oder Käsepappel- oder Eichenrindentee notwendig. Nach der Darmentleerung macht man ein „Bleibeklystier": Es wird die Menge einer Ballonfüllung mit möglichst kaltem Wasser oder (einem der obigen) Tees (kalt!) in den Darm zum Darinnenverbleiben eingespritzt. Es fördert rasche Heilung.

e) Bei allen schmerzhaften oder hartnäckigen Analprozessen, auch Einrissen, Analekzemen oder quälendem Juckreiz (Pruritus) ist zusätzlich ein Käsepappel- oder Eichenrinden-Sitzbad, kühl, auf 15 Minuten Dauer sehr günstig.

Zubereitung

Käsepappel: 2 EL / ¹/₂ l, Kaltansatz.

Oder:

Eichenrinde: 2 EL / ¹/₂ l, 15 Minutenabkochung. Danach abseihen, verdünnt mit 2–3 Liter lauwarmem Wasser für Sitzbad und für Einlauf und Bleibeklistier (letzteres im Eiskasten abkühlen!).

f) Auflage einer Handvoll von Topfen (Quark) über Nacht, fixiert wie a). Wirkt sehr gut.

Beinwurzsalbe

Herstellung

Oliven- (oder Mandel-)Öl (35 g) und wasserfreies Lanolin (Apotheke, Drogerie) (45 g) im heißen Wasserbad schmelzen, anschließend im kalten Wasserbad bis zum Erkalten rühren (etwa 15 Minuten). Dieser Salbengrundlage von 80 g werden noch beigefügt:
20 g der homöopathischen Beinwurzuressenz (Symphytum $\varnothing$)
oder

20 g der Beinwurz-Frischpflanzenessenz.
Zusammenrühren. Die Farbe der Salbe soll jetzt karamellartig sein.

Anwendungen siehe auch S. 88.

Charakteristische Fälle

24. *Ärztin,* 58, die schon vielen Hämorrhoidenkranken geholfen hat, kann ihr eigenes schweres Leiden nicht mehr beeinflussen. Trotz zahlreicher Medikamente treten immer wieder bis kirschgroße harte *Hämorrhoidenknoten,* heftige stechende Schmerzen, Darmverkrampfungen, Verstopfung und Blutungen auf. Die Untersuchungen ergeben immer wieder entzündete innere und äußere Hämorrhoiden. Beim Auftreten einer neuerlichen schweren, akuten Entzündung erhält sie 4 Tassen Krampflösertee mit je 20 Tropfen Beinwurz-Uressenz (Symphytum $\varnothing$), abends 1 Einlauf mit Bleibeklistier und Eichenrindensitzbad; über Nacht wird Beinwurzsalbe anal eingeführt. Schon nach 2 Tagen fühlt sie sich wesentlich besser, am dritten Tag arbeitet sie wieder, nach 3 Wochen ist sie beschwerdefrei. Sie erklärt, diese Kur sei allen bisherigen Therapien turmhoch überlegen.
25. *Fall mit Darmeinriß:* übergewichtiger Beamter, 45, leidet an so starken Analschmerzen, daß er nur mehr im Bett liegen und sich kaum bewegen kann. Bei jeder kleinsten Drehung stöhnt er auf, kalter Schweiß tritt auf die Stirne, die Hände werden vor Schmerz klatschnaß. Die Analgegend zeigt einen düsterroten Kranz geschwollener harter Knoten. Innere Untersuchung ist wegen eines Schleimhauteinrisses nicht möglich. Er erhält die Darmreinigungskur nach F. X. Mayr, Krampflösertee und lokal Beinwurzsalbe. Dies beruhigt in kurzer Zeit den ärgsten Schmerz, so daß am nächsten Tag Sitzbäder im Eichenrindentee möglich werden und Einfläufe und Bleibeklistier verabreicht werden können. Am 3. Tag kann er schon vorsichtig gehen, nach einer Woche ist der Einriß geheilt, der Schmerz beseitigt, die Hämorrhoiden sind kleiner, weicher, abgeblaßt und deutlich rückgebildet.

VIII. NIEREN- UND BLASENKUREN

Bei allen Erkrankungen des Harnapparates ist ärztliche Behandlung erforderlich. Neben *äußeren* Ursachen, kalten Füßen, allgemeinen Unterkühlungen, aufsteigenden Infekten rufen auch *innere* Ursachen, Stoffwechsel- und Infektionskrankheiten, Eiterherde usw. Nieren- und Blasenerkrankungen hervor. Auch bei chronischen Verdauungsstörungen, wie der verbreiteten Stuhlverstopfung, können die Nieren überlastet werden; ebenso, wenn die Schwitzfähigkeit der Haut, der sogenannten „dritten Niere", mangelhaft ist, da die ausscheidenden und entgiftenden Funktionen des Darmes und der Haut in enger Wechselwirkung mit der Nierentätigkeit stehen. Daher haben sich Heilfasten und diätetische Entschlackungskuren zur Behandlung von Nieren- und Blasenstörungen bewährt, inbesondere, wenn man sie mit nieren- und hautfunktionssteigernden Anwendungen (Reibebädern nach KUHNE[2], Auslaugebädern[2]) und entsprechenden Heilpflanzen unterstützt.

Wir unterscheiden 3 Wirkungsgruppen:

A) Nierenfunktionsverbessernde Heilpflanzen

Sie regen die Harnausscheidung oder Diurese an. Damit spülen sie den Harnapparat durch, beseitigen Reizzustände und schwemmen – wo möglich – Harnkonkremente (Sand und Steine) aus.

B) Stoffwechselaktivierende Nierenmittel

Auch sie fördern die Diurese, aktivieren außerdem den Stoffwechsel und bringen Schlackenstoffe, harnsaure Ablagerungen usw. zur Ausscheidung (sie sind daher auch Antirheumatika).

C) Entzündungswidrige Nieren-Blasenmittel

Auch sie wirken diuretisch, außerdem entkrampfend, desinfizierend und entzündungsrückbildend auf alle entzündlichen Veränderungen im Bereich des Harnapparates.

A) Nierenfunktionsverbessernde Heilpflanzen

Hierher gehören Liebstöckel, Attich, Hagebutte, Holunder, Stiefmütterchen.

1. Liebstöckel oder Luststock (Levisticum officinale)
(Abb. 21)

> Liebstöckel erweichen den Bauch,
> führen aus zähen Schleim
> und andere böse faule wässerige Feuchten...
>
> TABERNAEMONTANUS

Im Mittelalter galt das „Badekraut" als harntreibendes und lustför-
derndes Mittel („Luststock"), weshalb es den Bädern zugesetzt
wurde. Heute ist die Pflanze mehr als Küchengewürz oder „Maggi-
kraut" bekannt. Seine magenerwärmende, verdauungsanregende
Kraft fördert die Bekömmlichkeit der Speisen. Es wirkt – besonders
seine Wurzel – auch nierenanregend, wasser- und schweißtreibend
sowie krampfstillend. Es dient als Anregungs-, Umstimmungs- und
Ableitungshilfe, insbesondere bei mangelhafter Harnausscheidung,
bei ödematösen Anschwellungen, bei Nierenbecken- und Blasenentzündungen, und bei jenen Migräneformen, die durch mangelhafte
Nierenfunktion ausgelöst werden. Außerdem wird es als Unterstützungsmittel zur Behebung von Magenschwäche, Verschleimung, Zer-
setzungs- und Blähungszuständen sowie bei unterdrückten Hautaus-
dünstungen und allen übelriechenden Schweißen erfolgreich angewendet. Letztere Wirkungen kommen durch verbesserte Nierentätigkeit zustande, durch welche die Haut aufgrund der Wechselwirkung
von Nieren und Haut wohltuend entlastet wird.

121

Zubereitung

1 TL Frisch- oder Trockenwurzel(-blätter) / $^{1}/_{4}$ l zur Kalt-Warm-methode.

Anwendung

2 × 1 Tasse als 6-Wochenkur oder 2 × 30 Tropfen der Essenz. Außerdem roh, fein geschnitten als Gewürz für Suppen, Salate und Fleischspeisen.

2. Attich oder Zwergholunder (Sambucus ebulus)

Sambucus öffnet den Leib / ist wider die Wassersucht.

TABERNAEMONTANUS

Der Tee aus Attichwurzeln treibt mit außerordentlicher Wirkung bei Wassersucht das Wasser ab und reinigt die Nieren.

SEBASTIAN KNEIPP

Überall, wo es gilt, Störungen des Wasserhaushaltes im Körper zu beheben, wird die „wasserbewegende Kraft" der Attichwurzel die Steuerung des Wäßrigen ordnen, für vermehrten Harnabfluß und, wo nötig, auch für wohltuenden, entlastenden Schweißausbruch sorgen. Der Reihe und Wichtigkeit nach werden heilsam angeregt:

1. die Nieren
2. die Schweißdrüsen
3. die unteren Luftwege (Bronchien).

Attich gilt in der Volksmedizin als „Steinbrecher". Tatsächlich führt er zur Entwässerung durch Harnflut, erzeugt zusätzlich eine ent-

122

krampfende Wirkung auf die Harnwege und fördert damit oft unverhofft den Abgang von Nierensand und -steinen (Konkrementen). Die Wurzel hilft, nierenbedingte Wasseransammlungen auszuschwemmen und Harnverhaltungen zu beseitigen.

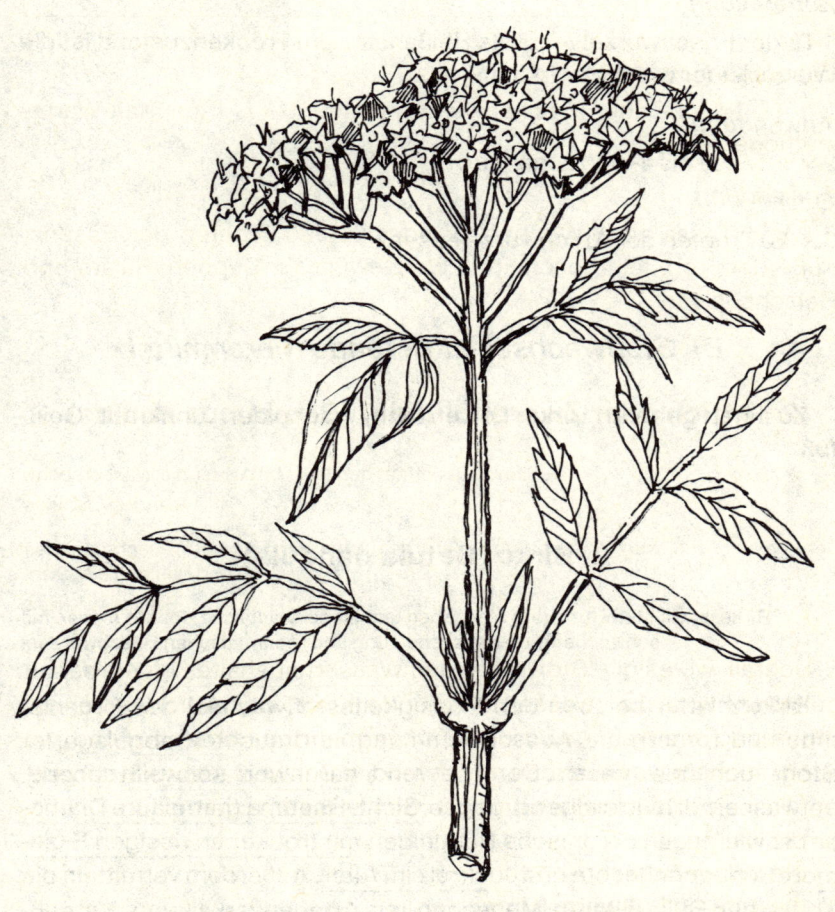

Attich

Zubereitung

1 TL der Frischwurzel / $^1/_4$ l als Heißansatz. Im Trockenzustand ist die
Wurzel leider weniger wirksam.

Anwendung

2 × 1 Tasse als 4–6-Wochenkur.

Oder

3 × 20 Tropfen der Attichwurzelessenz.

B) Stoffwechselaktivierende Nierenmittel

Zu ihnen gehören Birke, Löwenzahn, Wacholder, Zinnkraut, Geißfuß.

1. Birke (Betula pendula)

Birke ist ein Mittel für ältere Menschen und für schwächliche Konstitutionen mit
schwacher Nierenausscheidung und rheumatischen Beschwerden.

Birkenblätter beleben den Flüssigkeitsstoffwechsel des Organismus und fördern die Ausschwemmung verbrauchter, abgelagerter
Stoffe über die Nieren. Der Tee wirkt harn- und schweißtreibend,
entwässernd, blutreinigend, gegen Gicht, Rheuma (harnsaure Diathese) sowie gegen chronische Hautleiden mit trockenen rissigen Ekzemen, Schuppenflechte und Juckreiz im Alter. Außerdem vermitteln die
Kräfte der Birke älteren Menschen mit Arterienverkalkung, Vergeßlichkeit, Leistungsabfall eine Zustandsverbesserung mit dem Gefühl
neuer Lebensfrische.

124

Bei subakutem und chronischem Rheumatismus und bei Gicht sind innere und äußere Anwendungen (Birkenblätterpackungen und -bäder) gleichzeitig zu empfehlen.

In der Naturkosmetik spielt frisch angezapfter Birkensaft als Mittel für langes und schönes Haar und rosigen Teint (Blutreinigung!) eine wichtige Rolle.

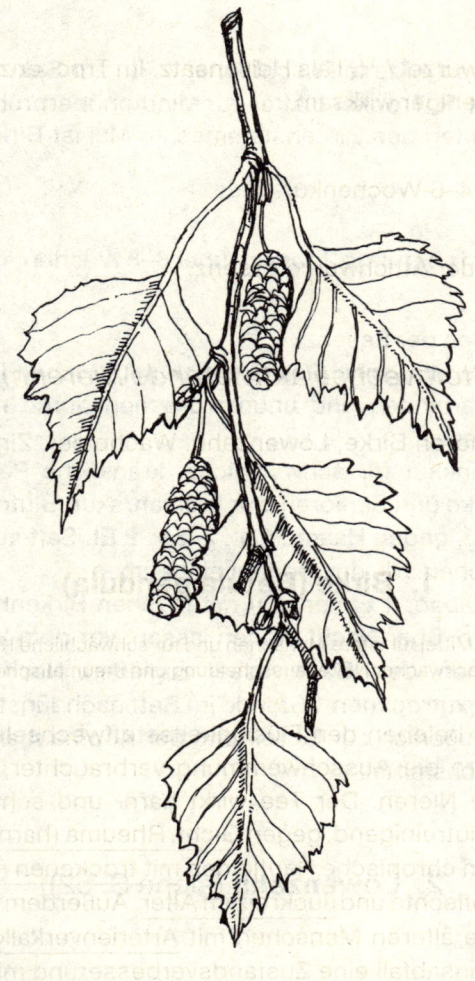

Birke

Zubereitung
1. 2 TL fein zerschnittene Frischblätter / $^1/_4$ l zur Sekundenüberbrühung (oder 1 TL Trockenblätter zur Minutenüberbrühung).
2. durch Anzapfen des Birkenstammes im Mai ist Birkensaft zu gewinnen.

Anwendung
1. morgens und abends je 2 Tassen über 6–8 Wochen,

   oder

   2 × 30 Tropfen der Essenz.
2. gichtisch-rheumatische Gelenke dick mit frischen Birkenblättern umhüllen, verbinden und ununterbrochen durch mehrere Tage einwirken lassen.
3. Birkensafttrinkkur für schwächliche, kränkliche Personen, auch Lungenkranke und Senioren, zur Frühjahrskur, Blutreinigung, Nierenanregung, gegen Haarausfall: 2–3 × 2 EL Saft auf $^1/_4$ l Wasser durch 3 Wochen. Nie unverdünnt einnehmen.
4. *Anti-Rheumabad:* 1 Eimer (5 l) mit frischen Birkenblättern füllen, kalt ansetzen, über Nacht stehen lassen, vor dem Vollbad erwärmen, abseihen, dem Badewasser zugießen. Nach 20minütigem Bad ohne abzutrocknen 1 Stunde im Bett nachdünsten.
5. Birkensaft äußerlich zur Einreibung der Kopfhaut als Haarpflege- und Haarwuchsmittel.

2. Löwenzahn (siehe S. 52)

3. Wacholder (siehe S. 202)

4. Zinnkraut oder Schachtelhalm (Equisetum arvense) (Abb. 18)

Das Zinnkraut kann Gewebe straffen
Wenn Haut und Fasern früh erschlaffen,
Und läßt auf allen Vieren danken
Die Blasen- und die Nierenkranken.

Zinnkraut ist das Kardinalgewebemittel der Mild-Heilkräuterkuren. Es ist die auf Bindegewebe, Schleimhäute, Haut- und Hautanhangsgebilde einwirkende, elastizitätssteigernde, strukturverbessernde, kräftigende und regenerierende Heilpflanze. Sie wurde früher als Scheuerkraut zum Putzen von Zinngeschirr verwendet und daher „Zinnkraut" genannt. Der Reichtum an vegetabilischer Kieselsäure sorgt für den reinigenden Effekt. Dieser bewirkt auch die festigende, widerstandssteigernde, stoffwechselanregende und reinigende Fähigkeit der Pflanze bei innerer Anwendung. Dazu kommen noch entgiftende, fäulniswidrige, desinfizierende Kräfte durch die ebenfalls vorhandenen Saponine.

Zinnkraut wird bei Bronchial- und Lungenleiden angewendet, sowie vor allem bei Erkrankungen der Harnorgane, bei Nieren- und Blasenschwäche, mangelhafter Harnausscheidung mit dunklem Urin, Nierensteinbildung (besonders Uratsteinen), bei Blasenentzündung, Reizblase mit schmerzhaftem Harndrang, Wundgefühl in der Blase, Bettnässen, und bei stoffwechselbedingten Wasseransammlungen (Ödemen). Zinnkraut wirkt als pflanzliches Entwässerungsmittel (4–6 Tassen übertags verteilt).

Bei Nierenbeckenentzündungen, Nieren- und Blasenerkrankungen wirken zusätzliche heiße Zinnkraut-Sitzbäder oft Wunder, ebenso bei Kreuz- und vermeintlichen Bandscheibenschmerzen, wenn deren wahre Ursache in den Nieren oder in Krampfzuständen der Frauenorgane liegen.

Der Schachtelhalm unterstützt die Ausscheidung rheumatischer Schadstoffe. Daher wird er in kombinierter innerer und äußerer Form von Hand-, Fuß-, Sitz- und Vollbädern gegen rheumatische Erkrankungen empfohlen. Innerlich eignet sich hier besonders die Mischung Zinnkraut + Brennessel + Bitterelixier.

127

Die adstringierende, blutstillende Kraft des Zinnkrauts ist klinisch bestätigt, bei Gebärmutterblutungen (auch bei zu starken Monatsblutungen), Lungen-, Magen-, Nieren- und Hämorrhoidenblutungen. Bei Nasenbluten werden Nasenspülungen mit dem Tee empfohlen (siehe Beispiele bei Leberkuren).

Zinnkraut gilt als Gewebestraffer für alle Stützgewebe, Bänder, Bandscheiben, trockene, faltige Haut, substanzarme splitternde Haare, brüchige Nägel und schwache Schleimhäute, auch bei Entzündungen im Mund, Bronchien, Geschlechtsteilen und bei Ausfluß. Bei juckenden Ekzemen helfen Umschläge. Zinnkrauttee wird auch als gutes Haarmittel zum Haarspülen nach Kopfwäsche verwendet.

Hauptwirkung

Kardinal-Gewebemittel der Mild-Heilkräuterkuren. Für Stütz- und Bindegewebe, Schleimhaut, Haut, Nägel, Haare, Augen, gewebekräftigend, elastizitätssteigernd, entgiftend, hervorragendes Blasen- und Nierenmittel, zur Ausschwemmung stoffwechselbedingter Ödeme, bei chronischen Bronchial- und Lungenleiden, rheumatischen Erkrankungen, zur Blutstillung und für äußere Anwendungen (Dämpfe, Fuß- und Sitzbäder).

Zubereitung

1. Als Nieren-, Blasen- und Rheumamittel: 1 TL Trockenkraut / $^1/_4$ l zur Minutenüberbrühung; oder 1 gehäufter TL Frischkraut / $^1/_4$ l zur Sekundenüberbrühung.
2. Als Gewebe-, Schleimhaut- (auch Bronchial-) und Blutstillungsmittel: 2 gehäufte TL / $^1/_4$ l, 15 Minuten köcheln lassen, da auf diese Weise vermehrt Kieselsäure in den Tee übergeht.

Anwendung

3 × 1–2 Tassen trinken oder 3 × 20 Tropfen der Essenz. Bei Blutungen alle 10 Minuten ein Schluck des Frischkräutertees. Bei Nasenbluten mit kaltem Tee Nasenspülen.

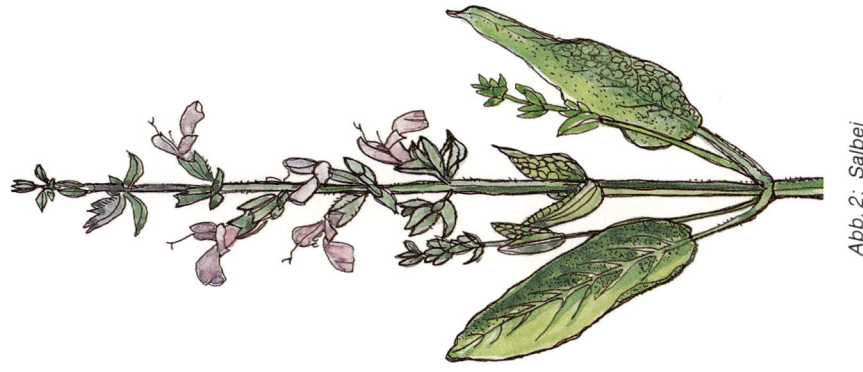

Abb. 2: Salbei

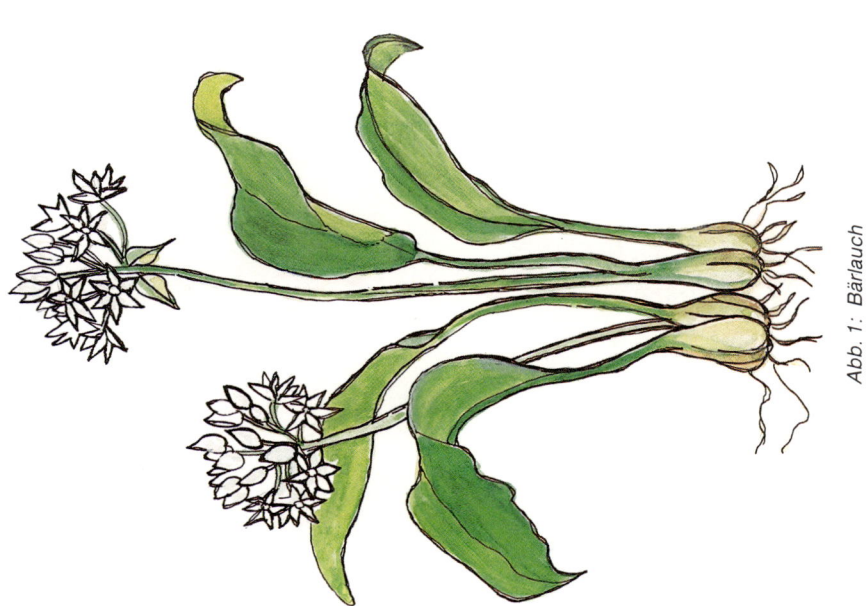

Abb. 1: Bärlauch

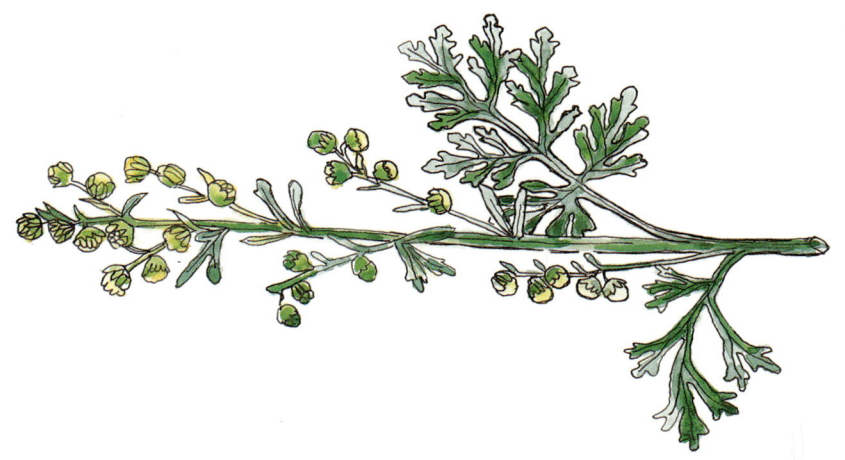

Abb. 4: Wermut

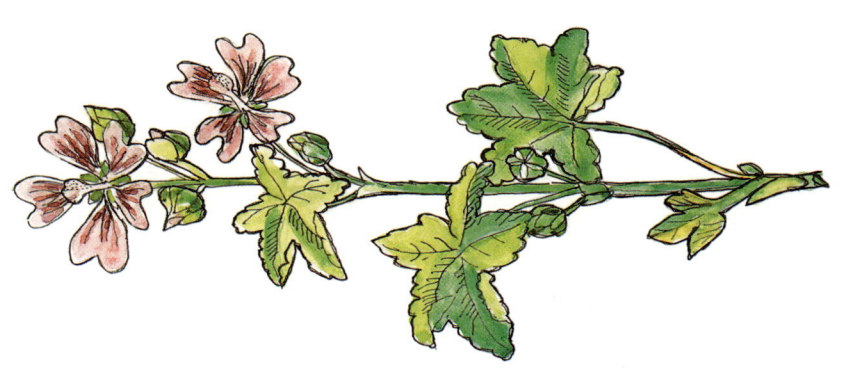

Abb. 3: Wegmalve

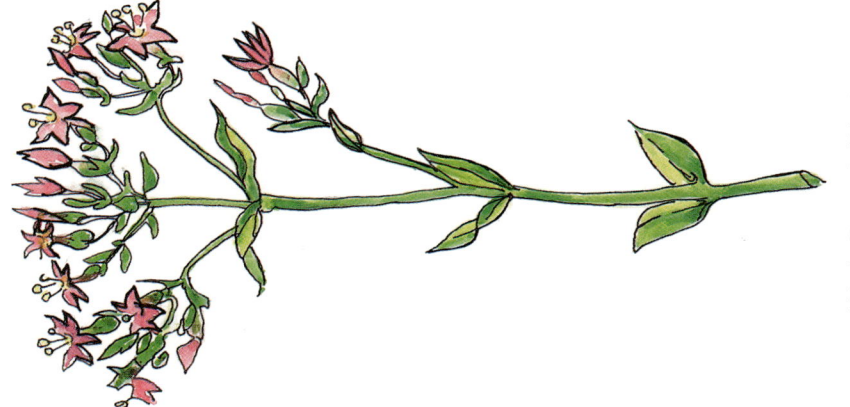

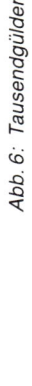

Abb. 6: Tausendgüldenkraut

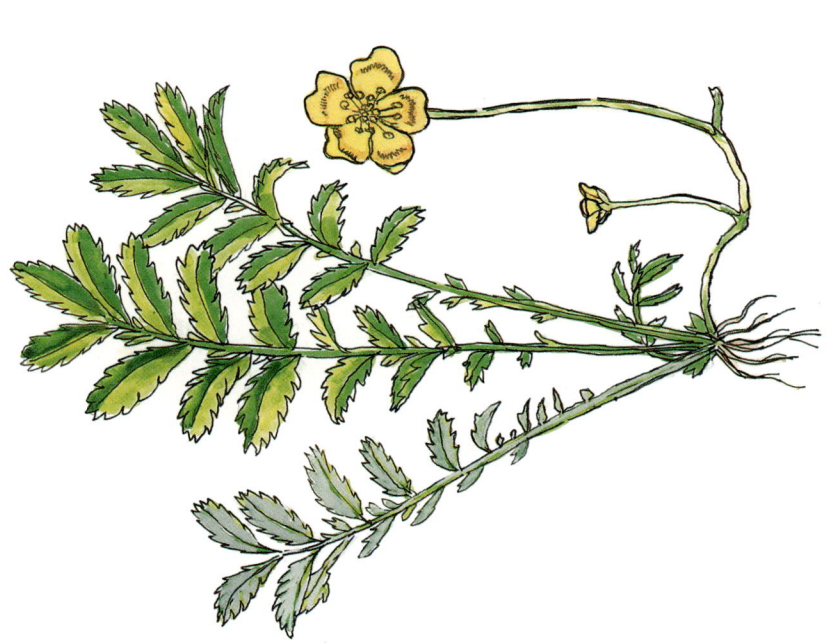

Abb. 5: Gänsefingerkraut

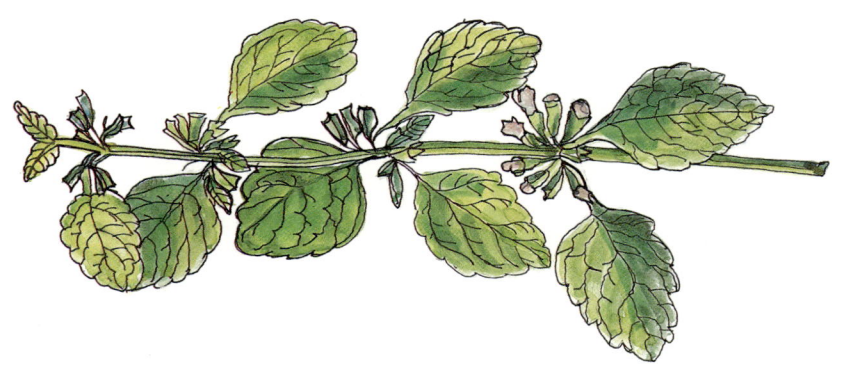

Abb. 8: Melisse

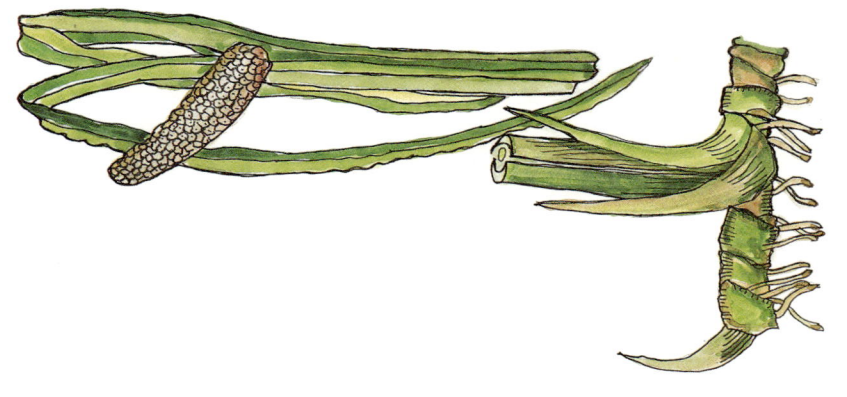

Abb. 7: Kalmus

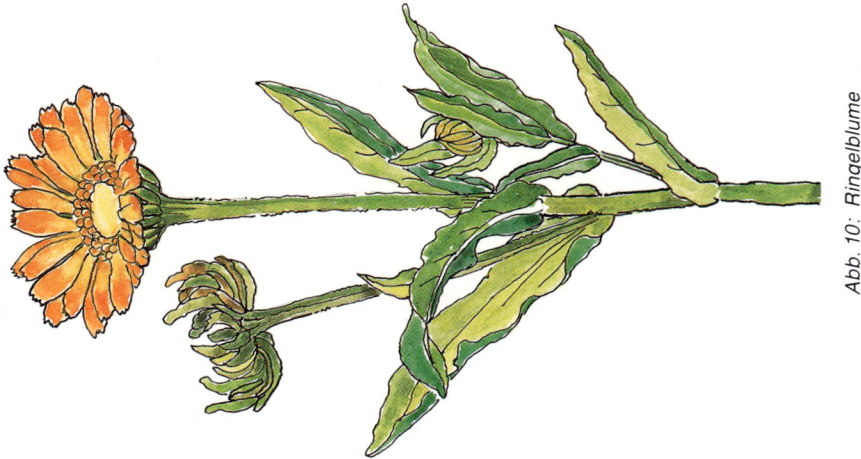

Abb. 10: Ringelblume

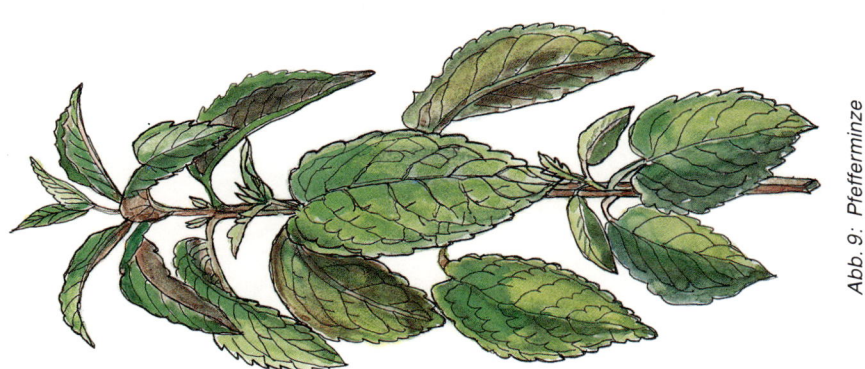

Abb. 9: Pfefferminze

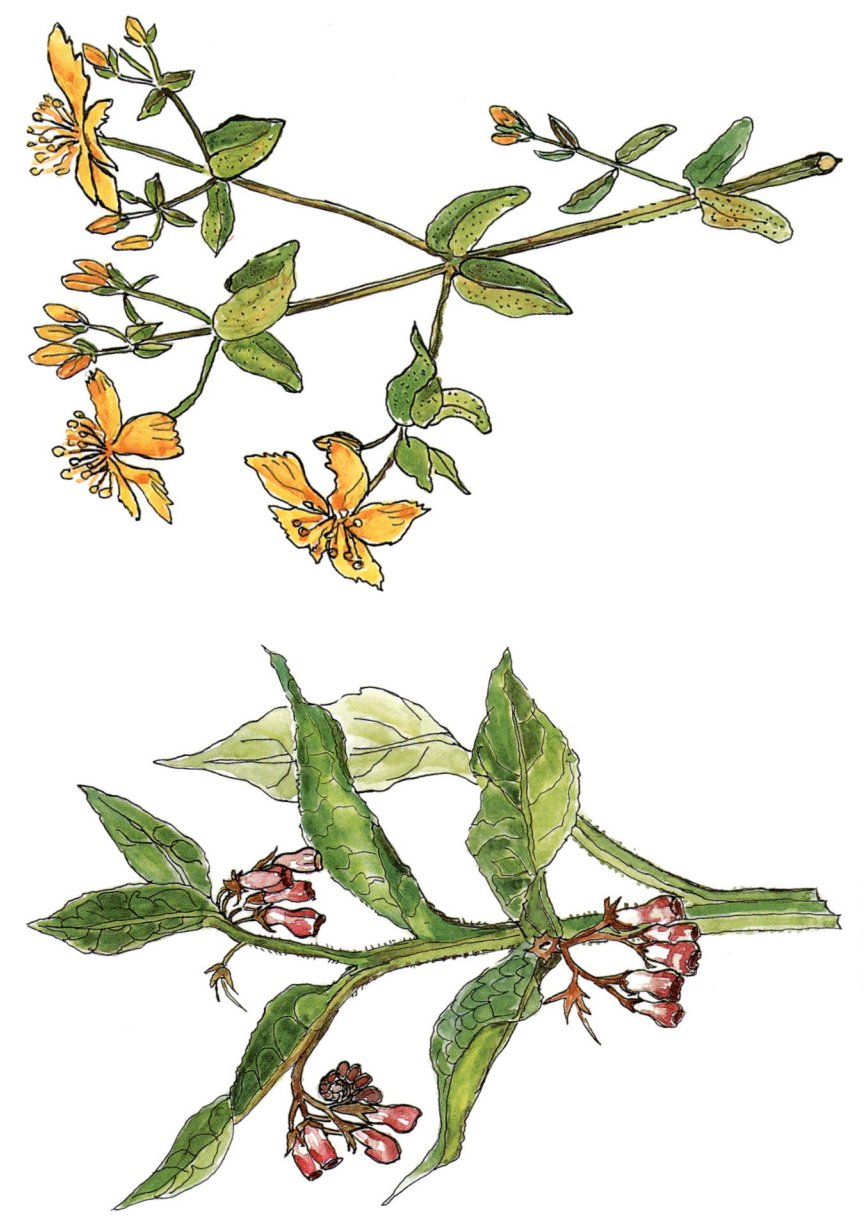

Abb. 12: Johanniskraut

Abb. 11: Beinwurz

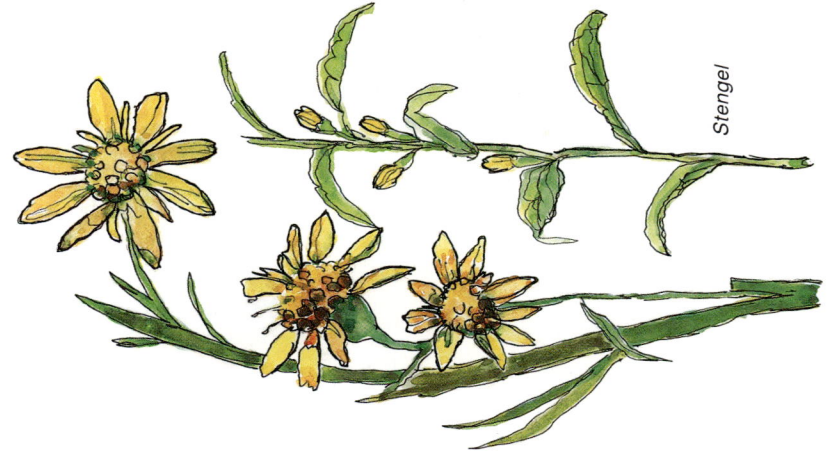

Stengel

Abb. 14: Goldrute

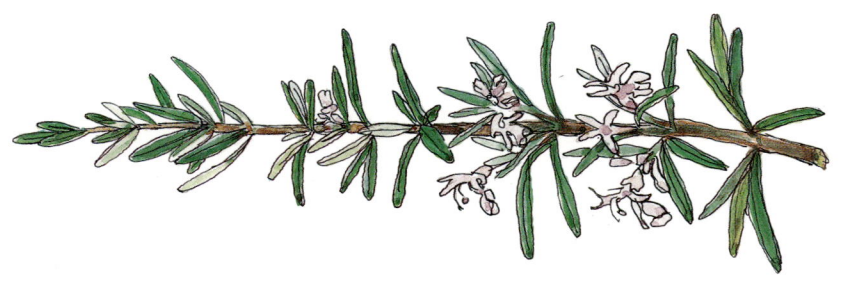

Abb. 13: Rosmarin

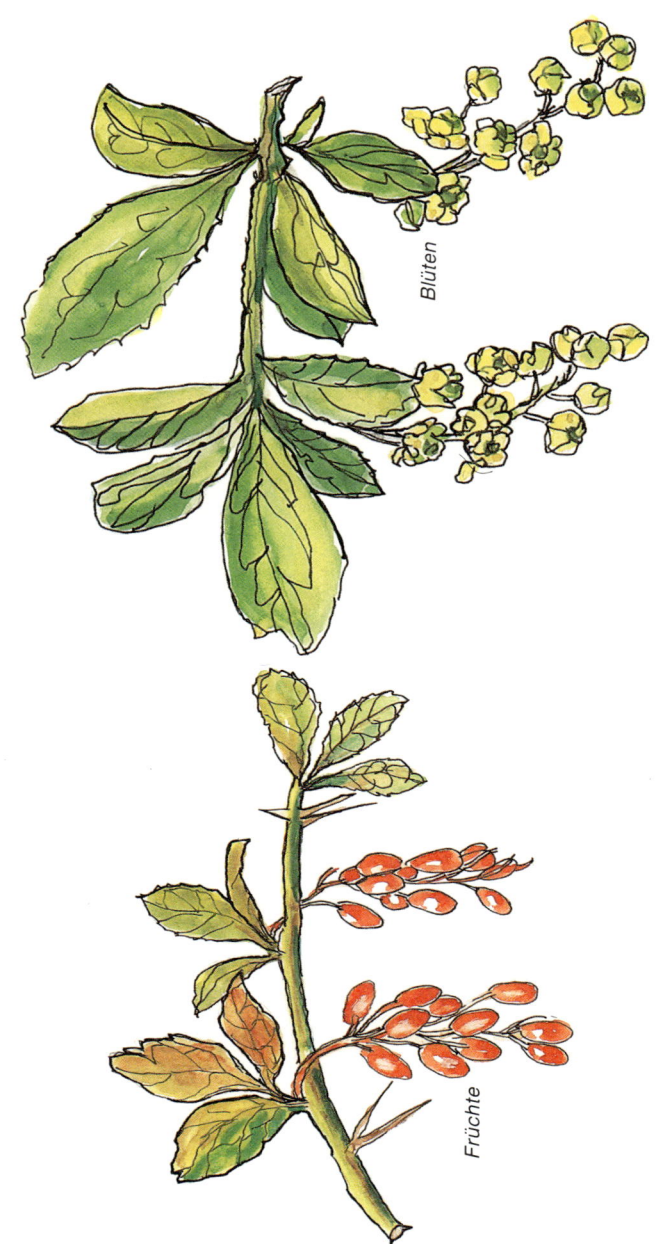

Blüten

Früchte

Abb. 15: Berberitze

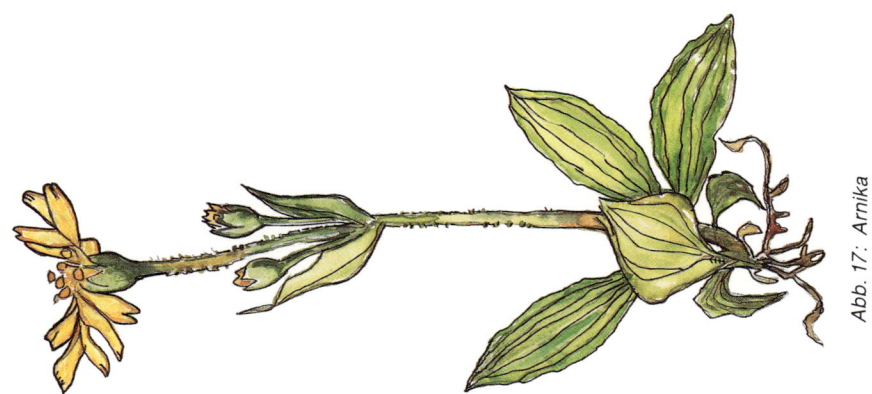

Abb. 17: Arnika

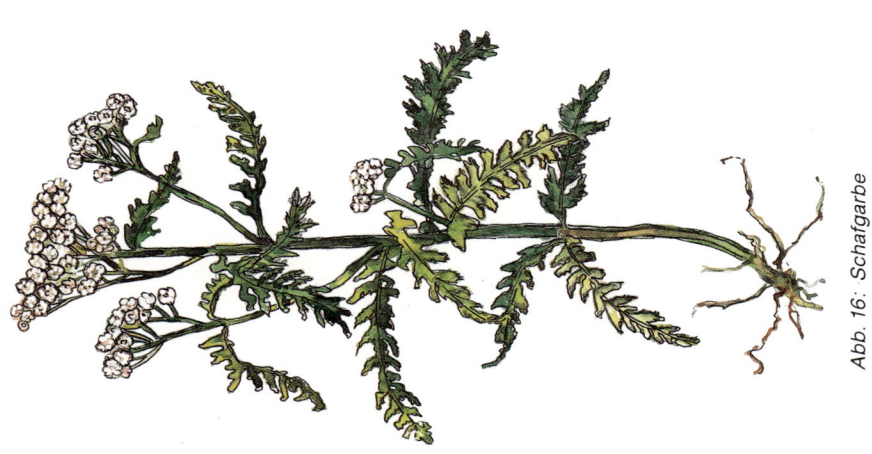

Abb. 16: Schafgarbe

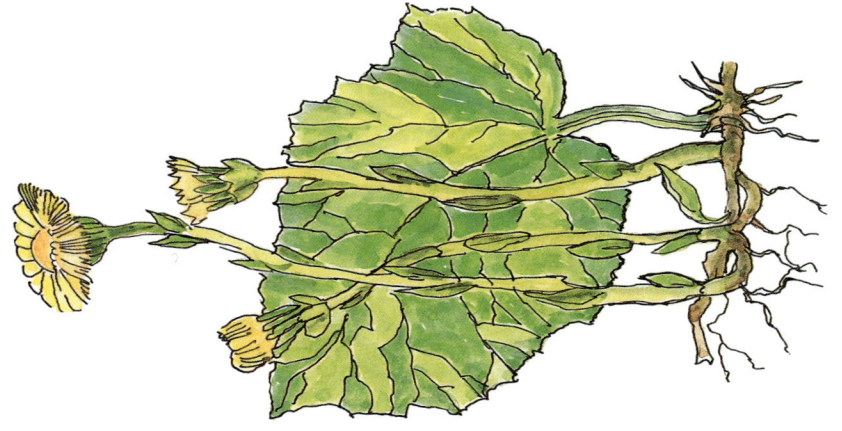

Abb. 19: *Huflattich*

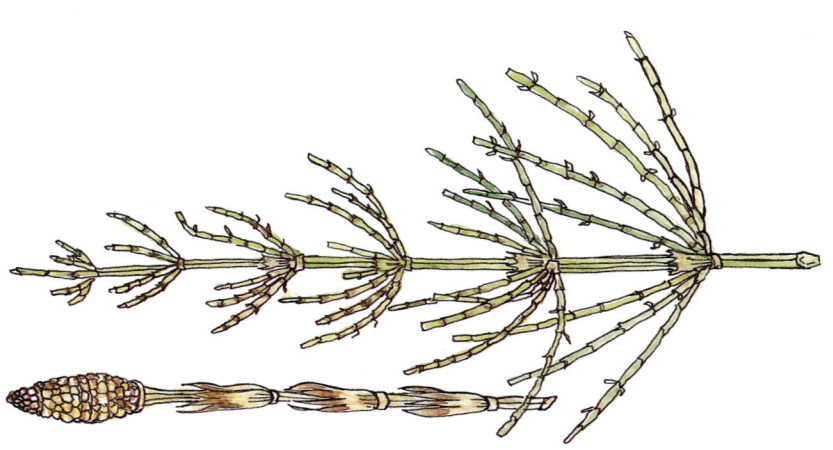

Abb. 18: *Zinnkraut*

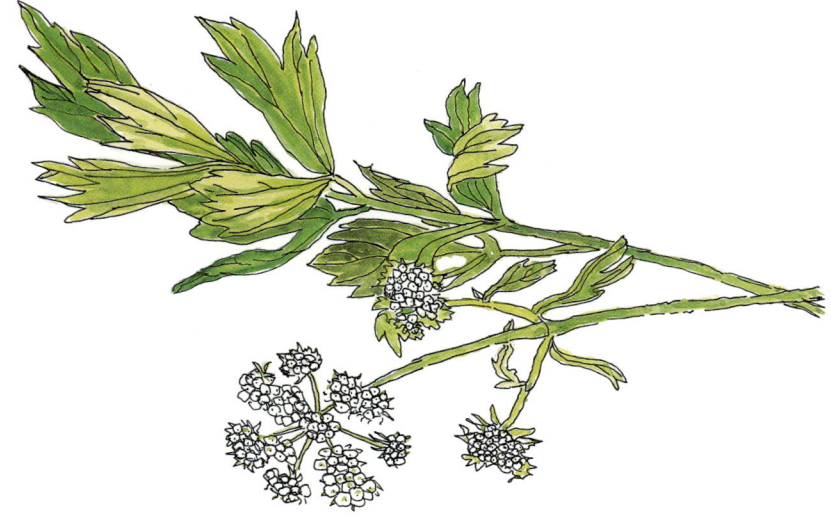

Abb. 21: Liebstöckl

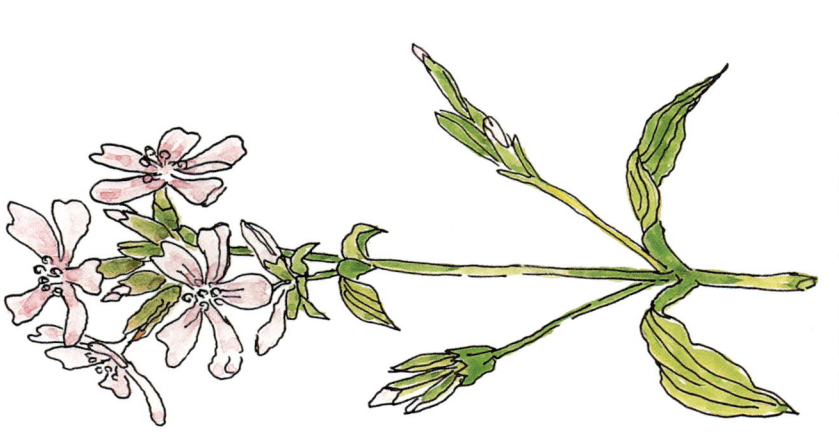

Abb. 20: Gemeines Seifenkraut

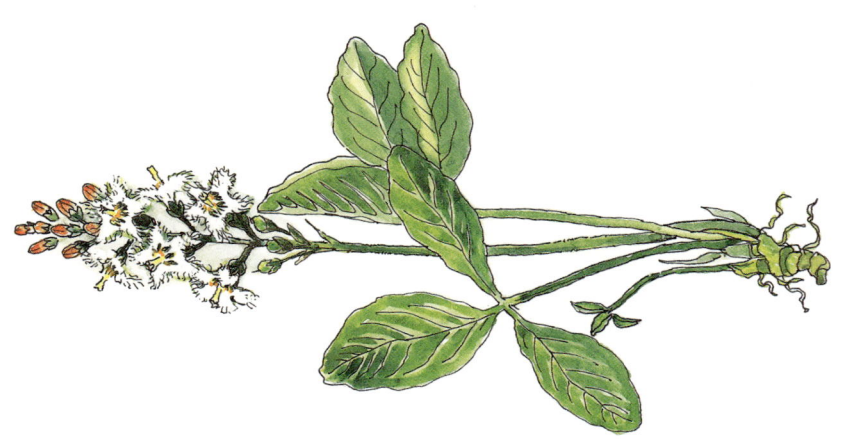

Abb. 23: Bitterklee

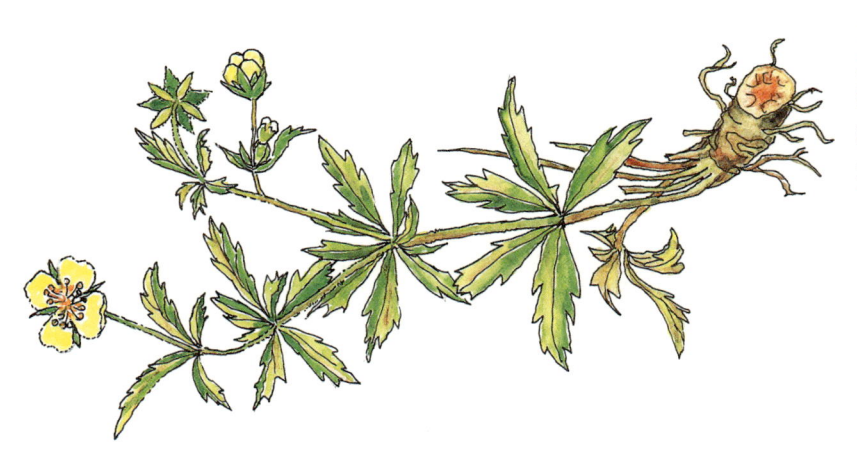

Abb. 22: Blutwurz

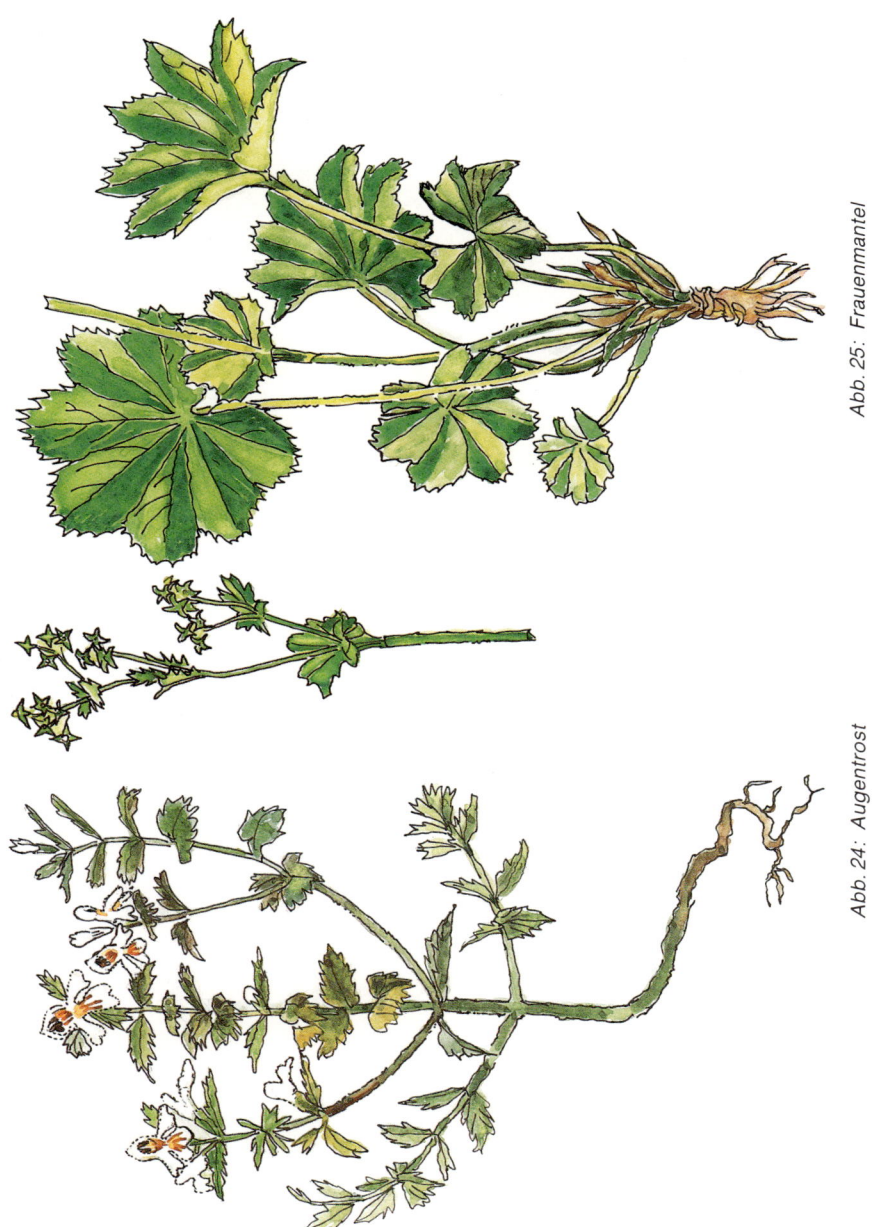

Abb. 25: Frauenmantel

Abb. 24: Augentrost

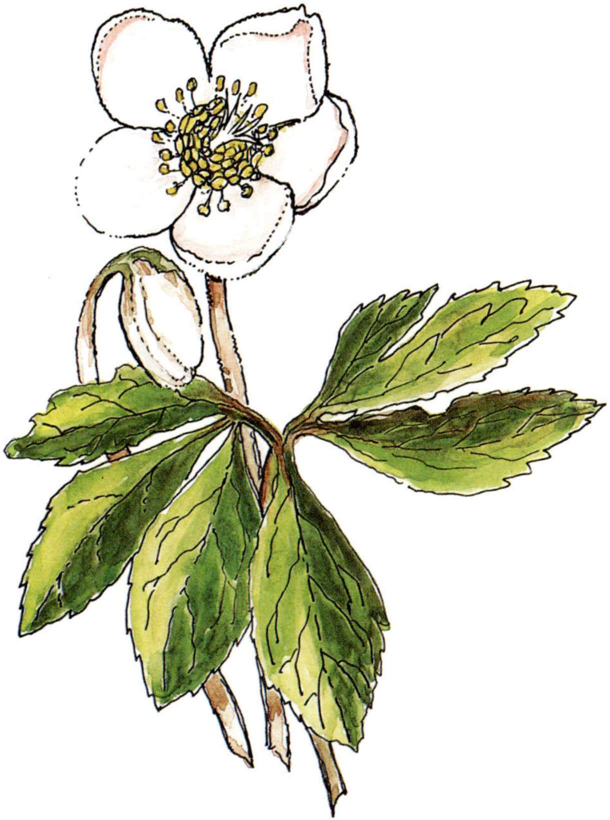

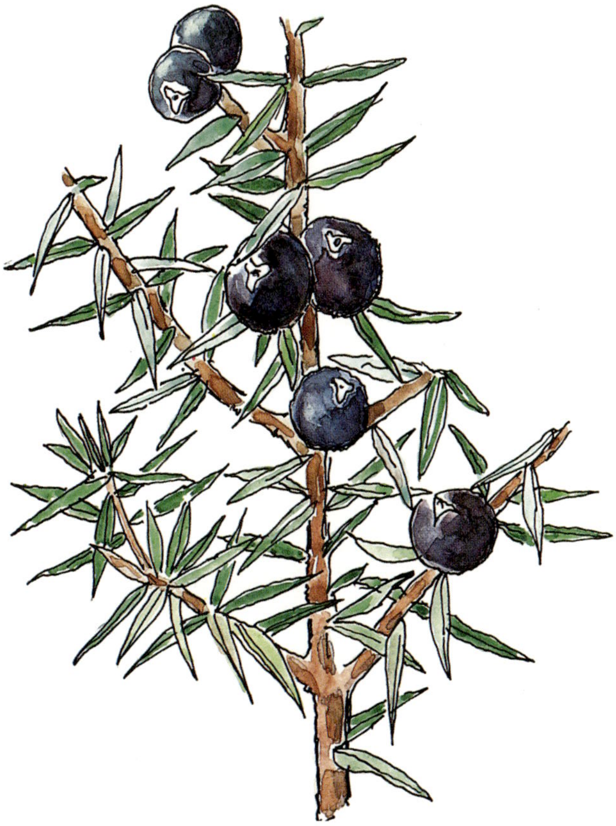

Abb. 27: Wacholder

Abb. 26: Schnee- oder Christrose

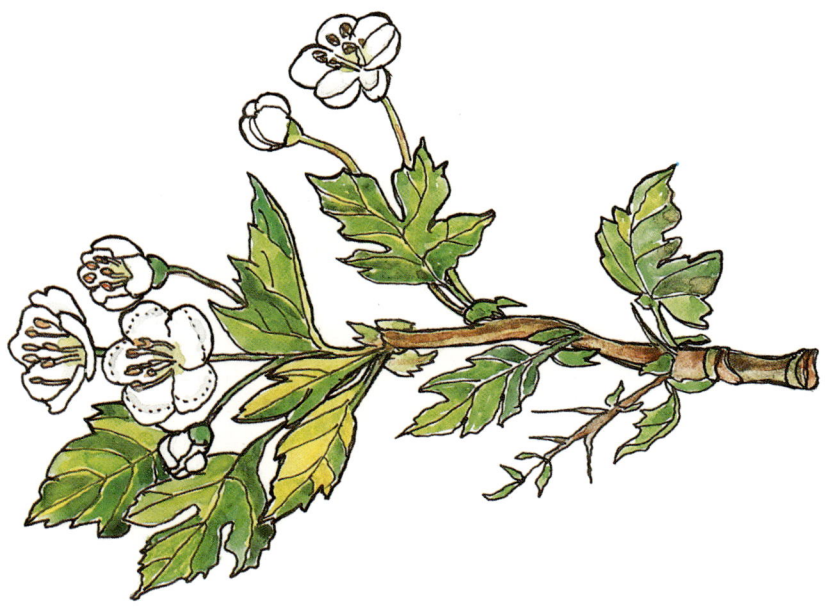

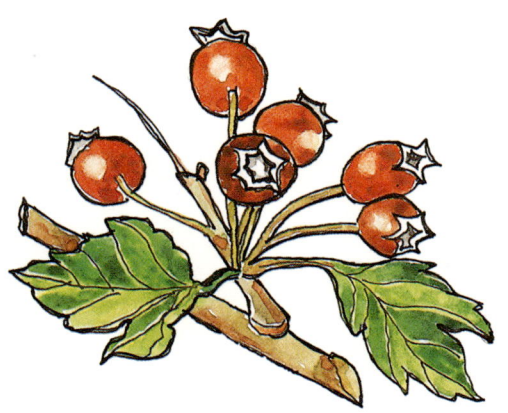

Abb. 28: Weißdorn

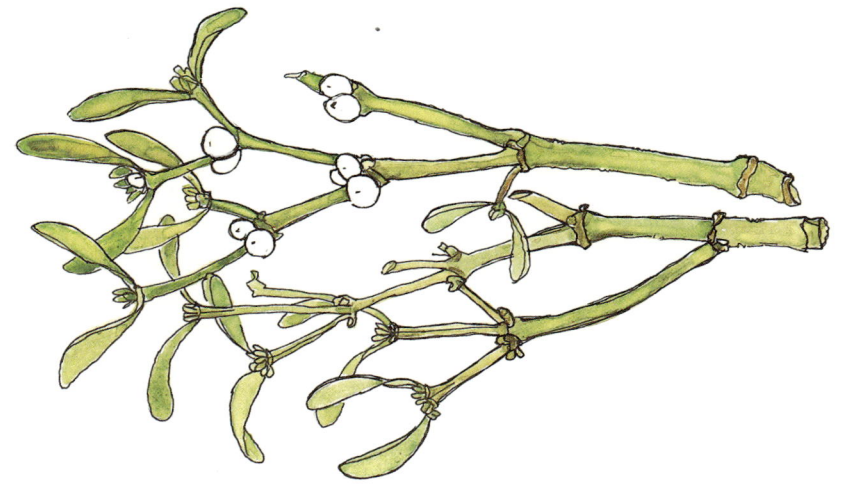

Abb. 30: Mistel

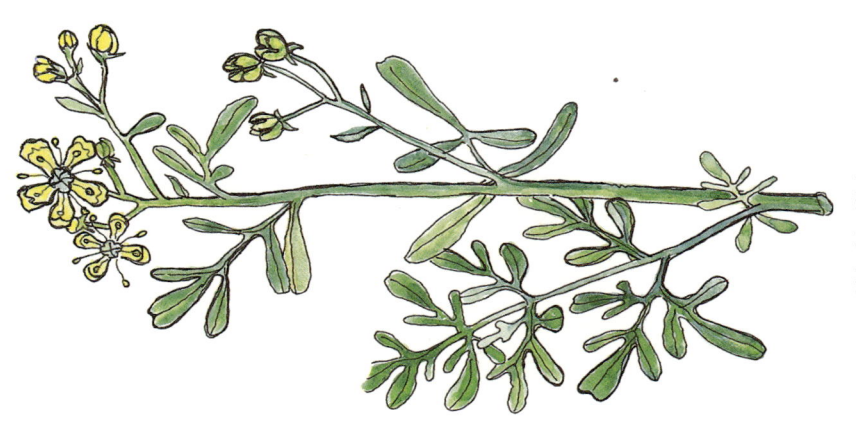

Abb. 29: Weinraute

Zinnkraut-Dämpfe

Bei akuten Blasenerkältungen und Eierstockentzündungen stellt man einen mit 2 Liter kochendem Zinnkrauttee gefüllten Topf auf den Fußboden, hockt sich darüber oder setzt sich derart, daß die aufsteigenden Dämpfe durch 10–15 Minuten direkt auf die Blasengegend einwirken. Dabei hüllt man sich mit Decken ein. Dies gilt auch für ältere Herren, die wegen Unterkühlung bei Prostataleiden plötzlich nicht oder kaum urinieren können. Oft bester Erfolg vor Eintreffen des Arztes.

Zinnkraut-Sitzbäder

Sie sind bei Kreuz- oder vermeintlichen Bandscheibenschmerzen durch Nieren- und gynäkologische Störungen oft schlagartig hilfreich und auch bei Nierenfunktionsstörungen, nierenbedingten depressiven Verstimmungen, Nieren- und Blasensteinen sowie Nierenbecken- entzündungen zu empfehlen. Besonders günstig ist frisches Zinn- kraut. Nach M. TREBEN[17] ist damit ein 5-Liter-Eimer zu füllen (oder man nimmt 100 g getrocknetes Kraut), setzt über Nacht mit kaltem Wasser an, erhitzt am nächsten Tag bis zum Kochen und gibt die Flüssigkeit dem Badewasser bei (günstig ist eine Sitz- oder Plastik- wanne). Man badet durch 20 Minuten, wobei die Nierengegend unter, das Herz über Wasser liegt. Danach zieht man feucht den Bademantel an und dunstet 1 Stunde nach. Das Badewasser ist für die nächsten 6 Abende nochmals zu verwenden für heiße

Zinnkraut-Fußbäder

Das auf etwa 40° C erwärmte Zinnkraut-Badewasser (so heiß wie gut verträglich) kommt in einen Eimer oder dgl., wobei es bis über die Knöchel reicht. Bei Bedarf heiß nachgießen. Dauer 15 Minuten. Für Nieren, Blase und Unterleib, gegen Steifheit und Schmerzen des Rückens, Kreuzschmerzen und rheumatische Beschwerden, Aus- fluß.

C) Entzündungswidrige Nieren- und Blasenmittel

Zu ihnen gehören Goldrute, Bärentraubenblätter, Bruchkraut.

1. Goldrute (Solidago virgaurea) (Abb. 14)

> Der Wasserfluß im Körper stockt
> Es drückt, es zwickt und schmerzhaft bockt
> Die Blase und der Nieren eine.
> Womöglich liegen dort auch Steine!
> Da hilft Virgaurea die gute,
> Die ganz gemeine goldne Rute!

Sie wirkt gezielt auf den Harnapparat ausleitend und regulierend, insbesondere entzündungswidrig, desinfizierend, entkrampfend, reizmildernd. Daher wird sie mit ausgezeichnetem Erfolg bei chronischen Funktionsschwächen von Nieren, Blase und bei Prostatavergrößerung angewendet. Goldrute hat sich im Rahmen der ärztlichen Behandlung bei chronischen Nieren- und Blasenentzündungen, bei Nierenkonkrementen, Eiweißausscheidung im Urin und als Unterstützungstherapie bei Schrumpfnieren, Nephrosen, Brightscher Nierenkrankheit, verminderter Harnausscheidung, Harnverhalten vielfach bewährt. Auch chronische Ekzeme bei Nierenleiden sowie gichtisch-rheumatische Gelenkleiden reagieren auf Solidago. Man soll die Pflanze aber tunlichst als Frischpflanze oder als Essenz oder homöopathische Tinktur anwenden, da die Trockenpflanze an Wert eingebüßt hat.

Hauptanwendungen

Harntreibendes, desinfizierendes, entzündungsrückbildendes „organspezifisches" Nierenmittel ersten Ranges. Bei Funktionsschwäche der Nieren, Nierenentzündung, Eiweißausscheidung, Nierengries, Harnverhaltung, Blasenleiden, Bettnässen, Prostatavergrößerung.

1 gehäufter TL Frischkraut auf ¹/₄ l, Minutenüberbrühung.

Anwendung

2–3 × 1 Tasse; oder 3 × 20 Tropfen Essenz oder Urtinktur. Bei Herzwassersucht mit Weißdorn zur Unterstützung der sonstigen ärztlichen Therapie.

2. Vier-Wässertee (Teemischung 14)

Im Falle von Unklarheit, welches der bisher angeführten Nieren-Blasenmittel auszuwählen ist, kommt diese Mischung besonders in Betracht, da sie aus Bestandteilen aller 3 Gruppen zusammengesetzt ist. In besonders hartnäckigen, schwierigen oder schmerzhaften Fällen ist sehr oft das Zinnkraut-Sitzbad als äußerliche Ergänzung des 4-Wässertees hilfreich.

Liebstöckel	– harn- und schweißtreibend, krampflösend;
Wacholder	– harntreibend, blutreinigend, antirheumatisch;
Goldrute	– organspezifisches Nierenmittel, desinfizierend;
Zinnkraut	– Nieren-Blasenmittel, gewebestraffend.

Zubereitung

Zu gleichen Teilen gemischt, 1 gehäufter TL / ¹/₄ l mit Minutenüberbrühung.

Anwendung

3 × 1 Tasse über 2 Monate.
Dieser Tee eignet sich auch bei nierenbedingten Fernsymptomen, wie bestimmten Haut-, Stoffwechsel-, Rheuma-, Gefäß-, Kopfschmerzleiden, Migränefällen und Augenschwäche.

Charakteristische Fälle

26. *Müllersgattin*, 32, leidet seit Entbindung von ihrer 4jährigen Tochter an empfindlichen und *funktionsschwachen Nieren*, argen *Kreuzschmerzen* und Knöchelödemen. Im Urin findet sich Eiweiß. Sie nimmt 3 × 15 Tropfen Goldruten-Uressenz (Solidago ∅) und Zinnkrauttee. In der 4. Kurwoche verliert sie alle ihre Beschwerden, ihr Harn wird und bleibt eiweißfrei.

27. *Koch*, 48, hatte als Rekrut Nierenbeckenentzündung. Seither leidet er immer wieder unter *Nierenbeschwerden*, Knöchelödemen bei längerem Stehen, fallweisen *Migräneanfällen*. Er zeigt neben Übergewicht ein blasses, etwas gedunsenes Gesicht mit leichter Schwellung der Augenlider. Nach einer 3wöchigen Entschlackungskur nach F. X. MAYR ist sein Gesundheitszustand grundlegend verbessert, die Migräne verschwunden. Nach einigen Monaten verspürt er noch gelegentlich die Nieren, und zeigt fallweise Fußödeme und Lidschwellungen. Daraufhin trinkt er täglich 3 × 1 Tasse Liebstöckeltee und würzt seine Speisen konsequent mit Liebstöckel. Nach 8 Wochen sind seine restlichen Symptome verschwunden.

28. *Stenotypistin*, 28, leidet nach einer Entbindung an zahlreichen *Nierensteinanfällen*. Trotz reichlicher Flüssigkeitszufuhr bilden sich immer wieder neue Konkremente, die zu neuerlichen furchtbar schmerzenden Steinkoliken führen. Sie selbst ist verzweifelt, ihr sehr oft zu Hilfe herbeigerufener Hausarzt und ihr Urologe sind ratlos. Nach einer 8wöchigen Trinkkur aus frischen Birkenblättern und frischem Zinnkrauttee, unterstützt durch regelmäßig durchgeführte Zinnkraut-Sitzbäder und -Fußbäder, treten keine Anfälle mehr auf. Seither trinkt sie konsequent geeignete Kräutertees im Wechsel.

29. *Bäuerin*, 45, mit sieben Kindern, leidet an *verminderter Nierenausscheidung mit Ödemen*. Nach einem Schock durch einen schweren Verkehrsunfall ihres jüngsten Kindes kommt es zur Harnsperre. Sie gibt in 48 Stunden nur 100 ccm Urin ab, ihr Gesicht ist aufgetrieben, blaß, gedunsen. Die künstliche Entleerung der Blase durch Katheter bringt nur vorübergehende Entlastung. Erst auf das Trinken des Vier-Wässertees, verstärkt durch 20 Tropfen Goldrutenessenz pro Tasse, von der sie alle 10 Minuten einen Schluck nimmt, setzt die Nierentätigkeit wieder voll ein. Als Nachbehandlung wird dieser Tee durch 6 Wochen, 3 × 1 Tasse täglich getrunken und führt in Kombination mit Reibebädern nach KUHNE zur Normalisierung der Nierenfunktion.

30. *Hoteliersgattin*, 52, klagt über *chronische Reizblase* mit häufigem zwangsweisen Urinieren und leichtem Dauerschmerz der Blase. Außerdem treten bei geringfügigen Verkühlungen akute Blasenentzündungen auf, meist mit blutigem Harn. Auf eine 3wöchige Darmreinigungskur nach F. X. MAYR, kombiniert mit heißen Reibesitzbädern nach KUHNE[2], ist sie durch 2 Jahre völlig beschwerdefrei. Nach einem Ausflug mit Sesselliftfahrt tritt eine Unterkühlung und als Folge wieder eine *akute blutige Blasenentzündung* auf. Diese wird, anstatt wie bisher mit schweren Medikamenten, mit Vier-Wässertee und lokalen Zinnkrautteedämpfen 2 × täglich, viel rascher als je zuvor zum Abklingen gebracht. Danach trinkt sie durch 6 Wochen den Vier-Wässertee und später fallweise Zinnkrauttee. Sie ist seither beschwerdefrei.

IX. PROSTATAKUREN

Zur Unterstützung der ärztlichen Behandlung von Prostataleiden kommen in Betracht:

1. Alpenrose (Rhododendron hirsutum et ferrugineum)

Empfehlenswert sind nur die Herbsttriebe der rostroten Alpenrosen (auf Urgestein) und der behaarten Alpenrosen (auf Kalkgestein). Die frischen oder getrockneten Blätter werden bei schmerzhaften

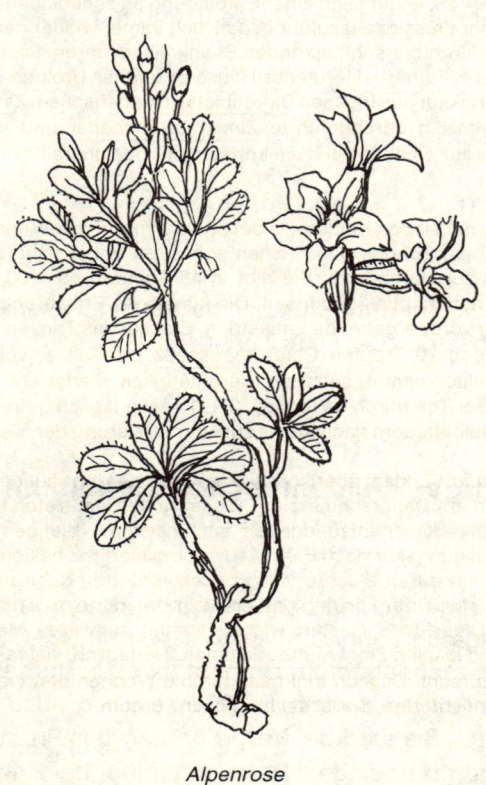

Alpenrose

133

gichtisch-rheumatischen Affektionen, besonders der kleinen Gelenke, bei Muskelrheuma und bei Wetterfühligkeit angewendet. Außerdem bei entzündlichen Erkrankungen der männlichen Geschlechtsteile mit Hodenschmerzen, wie durch Quetschung, Ziehen und Stechen im Nebenhoden, besonders in der Ruhe. Die Alpenrose enthält u. a. Arbutin, das reinigend-desinfizierend auf Harnwege und Genitalien einwirkt. Daher übt die Pflanze eine heilsame Wirkung bei Hoden- und Nebenhodenentzündungen, Hodenschwellung, Wasserbruch, und bei Prostataentzündung (Prostatitis) aus.

Hauptwirkung

Rheumatismus der kleinen Gelenke, Muskelrheuma, Gicht, Hoden-, Nebenhoden-, Prostataentzündung.

Zubereitung

1 gehäufter Tl / $^1/_4$ l, als Minutenüberbrühung.

Anwendung

2–3 × 1 Tasse. Zur Unterstützung bei entzündlichen Genitalprozessen heiße Reibesitzbäder nach KUHNE.[1]

2. Kleinblütiges Weidenröschen (Epilobium parviflorum et roseum)

Das kleinblütige Weidenröschen wurde schon um Christi Geburt von PLINIUS angeführt und von TABERNAEMONTANUS (1731) als „Weiderichsröslein" beschrieben. Zu Unrecht ist es in Vergessenheit geraten. In der Volksmedizin gilt die Pflanze als großes Prostata- und Blasenheilmittel. Sie wird bei Vergrößerung der Prostata (Hypertrophie), bei dadurch bedingter Harnverhaltung, bei Entzündung (Prostatitis) und bei <u>Blasenleiden</u> empfohlen; außerdem bei Blasen- und Prostatakrebs als Begleitmaßnahme der sonstigen ärztlichen Therapie.

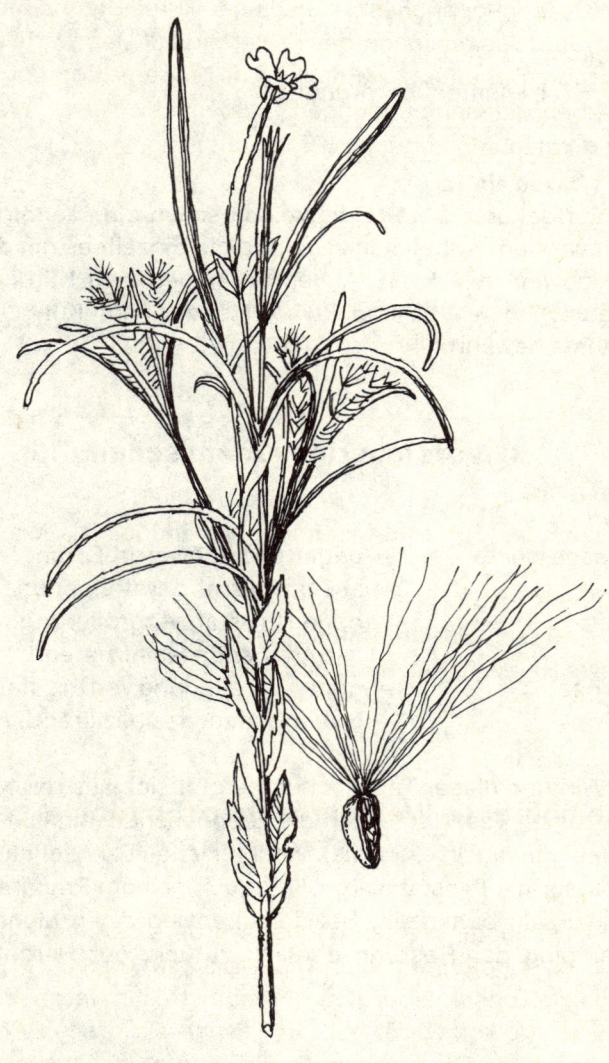

Kleinblütiges Weidenröschen

Zubereitung

1 TL / $^1/_4$ l, Minutenüberbrühung.

Anwendung

2 × 1 Tasse am Tag*.

Kräuterteekuren bei Prostataleiden sollen stets langfristig durchgeführt werden, wobei man zeitweilig die Einzeltees mit dem Vorstehertee abwechseln kann. Außerdem haben sich Kürbiskerne (Reformhaus), 3 × 1–2 EL und Reibesitzbäder nach KUHNE als Zusatzmaßnahme bewährt.

3. Vorstehertee (Teemischung 15)

Brennesselwurzel	– gegen Prostatavergrößerung, abschwellend, harntreibend;
Goldrute	– gegen Prostatavergrößerung, harntreibend, desinfizierend;
Alpenrose	– gegen Entzündung von Prostata, Hoden, Nebenhoden, desinfizierend.

Die Wirkung dieser Teemischung ergibt sich aus der Kombination der einzelnen Teearten. Auch die Brennessel beeinflußt die Vorsteherdrüse günstig. In einer wissenschaftlichen Langzeitstudie wurden 105 Männer mit Prostatavergrößerung mit einem Präparat aus Brennesselwurzeln behandelt. Bei der überwiegenden Mehrzahl dieser Männer ging der Resturin deutlich zurück, der Harnstrahl wurde

---

* Falls nicht erhältlich: *Bezugsquelle:* Antonius-Drogerie Seiser, Hochstraße 1, A-4522 Sierning.

verbessert und die prostatabedingte Entleerungsstörung verringert.[18] Günstiger als solche Präparate dürften sich die geeigneten, möglichst frischen Kräuter auswirken.

Zubereitung

Zu gleichen Teilen gemischt. 1 gehäufter TL / $1/_4$ l, Minutenüberbrühung.

Anwendung

2 × 1 Tasse täglich, als Langzeitkur.

Charakteristische Fälle

31. Übergewichtiger *Handelsvertreter,* 50, leidet unter Störungen und Schmerzen beim Wasserlassen (Miktionsstörung). Außerdem bestehen Schwierigkeiten mit seiner Potenz. Der Urologe stellt *Vergrößerung und Entzündung der Prostata* fest. Die verordneten Medikamente bringen nur mäßige Entlastung. Da der Vertreter tagsüber ständig unterwegs ist, erhält er anstelle der bisherigen Therapie Richtlinien zur „Pflege des gesunden Hungers", sowie die unterwegs leicht einnehmbaren Essenzen von Alpenrose und Goldrute, 3 × täglich je 20 Tropfen. Außerdem ist morgens und abends je 1 Tasse Vorstehertee zu trinken. Nach 6 Wochen Kur hat er 4 Kilo an Gewicht verloren, die Beschwerden sind verschwunden, die Potenz hat sich verbessert. Der Urologe stellt Rückbildung der Entzündung und Weicherwerden der Prostata fest.

32. *Pensionär,* 74, leidet an *starker Prostatavergrößerung.* Die Drüse drückt derart auf seine Harnblase, daß er sehr oft seine Blase entleeren muß, auch bei sehr geringer Urinmenge. Des Nachts und des Tags, wenn keine Toilette in rasch erreichbarer Nähe ist, verliert er unfreiwillig Harn und trägt daher ständig 2 Windeln, die er mit Hilfe einer straff anliegenden Badehose am Körper fixiert. Der Urologe drängt zunächst auf rasche Operation, schreckt aber dann wegen möglicher Komplikationen durch enorm große Krampfadern (Emboliegefahr), Bluthochdruck und Herzmuskelschwäche davor zurück. Daraufhin führt der Mann eine 4wöchige Entschlackungskur nach F. X. MAYR durch, wobei sich sein Gesamtzustand und die Prostatabeschwerden deutlich verbessern. Danach nimmt er 2 × täglich 1 Tasse des Kleinblütigen Weidenröschentees ein. Nach drei Monaten hat er seine Blasen- und Prostatabeschwerden verloren, kann den Harn gut halten und braucht keine Windeln mehr. Der kontrollierende Urologe ist hochzufrieden, es besteht nun keine Notwendigkeit zur Operation.

Solche Ergebnisse lassen sich nicht beliebig verallgemeinern, da kein Patient dem anderen gleicht. In allen Fällen ist zunächst der Facharzt zu konsultieren. Solche Beispiele zeigen aber, welche enorme Heilwirkungen richtig angewendete Pflanzen u. U. zustande bringen.

X. HERZKUREN

Wie Esel ihre Lasten schleppen,
so tragen viele Bürger ihre
Beschwerden durchs Leben,
die sie mit Diät und Heilpflanzen
oft leicht verlieren könnten.

Auch in diesem Kapitel werden die in Betracht kommenden „starken Mittel", die rezeptpflichtigen *Forte-Phytotherapeutika,* wie Fingerhut, Strophantin, Meerzwiebel, Maiglöckchen, Adonis-Röschen usw. nicht besprochen, da sie individueller ärztlicher Verordnung bedürfen. In geringer Überdosierung sind sie toxisch.

Im Gegensatz dazu gibt es anders wirkende, sanfte und dennoch überzeugende Hilfen für Herz und Kreislauf. So haben sich in vielen Fällen Darmreinigungskuren bewährt, wenn ein zu großer Bauch, Blähungszustände mit Zwerchfell-Hochstand, Übergewicht usw. Herz- und Kreislauf überlasten. Auch zahlreiche Mild-Heilkräuter zeigen hervorragende Wirkungen:

1. Weißdorn (Crataegus oxyacantha) (Abb. 28)

Weißdorn ist gut für das Herz,
aber unübertrefflich bei beginnender
Herzmuskelschwäche.

Dr. med. G. MADAUS[19]

Crataegus gehört längst zu den beliebtesten Herzmitteln. Er
- aktiviert die Durchblutung der Herzkranzgefäße;
- verbessert die Sauerstoff- und Nährstoffversorgung des Herzens;
- steigert die Leistungskraft des Herzmuskels;
- fördert die Rückbildung von Rhythmusstörungen und Krampfzuständen;
- wirkt milde normalisierend auf den Blutdruck;
- zeigt keine unerwünschte Nebenwirkung.

Weißdorn wird verwendet bei:

Herzklopfen, Herzunruhe, Herzbeschwerden in allen Altersstufen, vom Herzen des zu schnell heranwachsenden Jugendlichen bis zum Altersherz (Myodegeneratio cordis), bei Herzschwäche nach Infektionen und Überforderungen, zur Unterstützung der Behandlung von Herzrhythmusstörungen, bei kreislaufbedingten Schlafstörungen, bei Bluthoch- und Unterdruck, sowie zur Ergänzung einer sonstigen Herz-Therapie. Weißdorn ist <u>das</u> unschädliche, milde und doch wirksame <u>Herzpflegemittel</u> für das alternde Herz. Es muß aber regelmäßig, langandauernd und kurgemäß eingenommen werden.

Hauptanwendung

Beginnende Herzmuskelschwäche, Altersherz, Herzmuskelschäden nach Infekten, „Herzpflegemittel", Blutdruck regulierend bei Unterdruck und als Begleittherapie bei rotem und arteriosklerotischem Hochdruck.

Zubereitung

Aus frischen oder getrockneten Blättern mit Blüten. 1–2 TL / $^1/_4$ l mit Kalt-Warmmethode, dazu 1–2 TL Honig.
Bei nervöser Unruhe oder Einschlafstörung mit Melisse kombinieren.

Anwendung

2–3 × 1 Tasse. Häufig wird Weißdorn als Essenz oder homöopathische Urtinktur (Crataegus ∅) oder in Form handelsüblicher Präparate (3 × 15–20 Tropfen) oder als Weißdornsaft (2–3 × 1 EL) angewendet.

Vorbeugung

Viele Ärzte empfehlen ihren über 50jährigen Patienten vorbeugend 1 × wöchentlich Weißdorn einzunehmen.

2. Mistel (Viscum album) (Abb. 30)

Die Mistel ist ein Zauberkraut,
Das hoch vom Baum herunterschaut:
Wer braucht sie denn, den Druck zu senken?
Den müden Kreislauf einzurenken?
Des schwachen Herzens Müh' zu lindern?
Den Krebs am Wachsen zu behindern?!

Diese für die Druiden (keltischen Priester) heilige, geheimnisumwitterte Pflanze, genannt grüne Winterrute, Hexenbesen, Drudenfuß, Hexenkraut usw., galt früher als Allheilmittel. Sie durfte nur mit goldenen Messern abgeschnitten werden. Sie wächst auf Laub- und Nadelbäumen als Parasit. Im Gegensatz zu den allermeisten anderen Pflanzen, die von der Erde himmelwärts streben, wächst die Mistel unbeirrbar nach eigenem Gesetz als Kugel, was allein schon ein Hinweis für besondere in der Pflanze verborgene Wirkkräfte ist. Diese zielen vor allem in drei Richtungen:

1. auf eine günstige (nicht digitalisartige) Beeinflussung des Herzens. Der Stoff Viscotoxin wirkt auf das regulative Hirnzentrum für Herzsteuerung ein, wodurch ein unruhiges Herz beruhigt und die Herztätigkeit wohltuend unterstützt und gekräftigt wird. Herzklopfen, Herzdruck, Extrasystolen werden günstig beeinflußt, der Puls verlangsamt.

2. Auf eine Blutdruck normalisierende, auch nachweisbar Hochdruck senkende Wirkung. Nach kurzer Anwendung verringern sich die subjektiven Beschwerden des Hochdruckpatienten: Schwindel, Kopfdruck, Ohrensausen, nervliche Reizbarkeit, Verdrießlichkeit, innere Unruhe, schlechter Schlaf mit unruhigen Träumen gehen zurück, Herz und Gefäße werden spürbar entlastet, die Arterienverkalkung bekämpft.

3. Auf eine drüsenfunktionsverbessernde, hormonhaushaltregulierende und höchstwahrscheinlich krebshemmende Wirksamkeit, weshalb verschiedene Mistelpräparate in Injektionsform häufig zur Krebsnachbehandlung nach Operationen angewendet werden.

Roter und durch Arterienverkalkung verursachter Hochdruck, Herz-Kreislaufbeschwerden. Drüsenfunktionsschwä-
che, Arterienverkalkung, zur Krebsnachbehandlung.

Zubereitung

3 gehäufte TL der Blätter und Stengel ohne Beeren / $^3/_4$ l, Kaltansatz. (Bei Erhitzung werden die Wirkstoffe zerstört!)

Anwendung

3 × 1 Tasse Tee, vor Abseihen leicht erwärmen.

Oder

Als Essenz oder homöopathische Urtinktur (Viscum album $\emptyset$):
3 × 10–20 Tropfen.

Oder

Als gemahlenes Mistelpulver (Apotheke): 2 × 1–2 Messerspitzen
trocken einnehmen.

3. Weißdorn- und Mistelkombinationen
(Teemischungen 16)

Geeignete Kräuterkombinationen ermöglichen oft wesentlich ver-
besserte Wirkungen, wenn sie die vom Patienten gerade benötigten
Wirkstoffe beinhalten. Beispiele:
Weißdorn + Mistel zur Herzkräftigung bei gleichzeitigem Bluthochdruck. Eventuell noch Melisse zufügen. Mistel extra zubereiten!
Weißdorn + Rosmarin zur Herzkräftigung bei gleichzeitigem Unterdruck, Schwäche- und Erschöpfungszustand.
Weißdorn + Melisse zur Herzkräftigung bei gleichzeitiger nervlich-
psychischer Labilität.
Mistel + Johanniskraut (S. 172) zur Herzkräftigung bei Hochdruck und
nervös-klimakterischen Beschwerden.

Achtung!

Misteltee *nur* im Kaltansatz herstellen! Teesorten, die andere Zubereitungen benötigen, werden getrennt zubereitet und vor dem Trinken mit dem Misteltee zu gleichen Teilen gemischt.

Charakteristische Fälle

33. *Bankkassierer,* 60, klagt über *unruhiges Herz, Herzdruck* und *erhöhten Blutdruck.* Bei längerem Liegen senkt sich sein Druck, um schon beim ersten Aufsetzen, auch frühmorgens, auf Werte um 200/100 anzusteigen. Er trinkt 3 × 1 Tasse Misteltee und eine Weißdorn-Arznei. Außerdem wird ihm wegen beginnender Gefäßverkalkung der Saft von 1 Knoblauchzehe täglich empfohlen (siehe Kreislaufkuren). Nach einer 5monatigen Kur ist er wieder beschwerdefrei, weist seit längerer Zeit nur noch normale Blutdruckwerte auf, die auch bei körperlicher Belastung nicht mehr ansteigen. Seither trinkt er täglich 1 Tasse Misteltee zur „Herz-Kreislaufpflege".

34. *Sektionschef a. D.,* 70, bläulich verfärbte Lippen, Kurzatmigkeit, Übergewicht, klagt seit Jahren über Herzunruhe, Herzklopfen und andere Herzbeschwerden bei nachweisbarem *Herzmuskelschaden.* Er führt eine milde diätetische Entschlackungskur (Milde Ableitungskur) durch und nimmt 6 Kilo ab. Da er *erhöhten Blutdruck* aufweist und außerdem Zeichen für *Gefäßverkalkung,* trinkt er konsequent während und nach der Diätkur eine Teemischung von Weißdorn + Mistel. Abends nimmt er 20 Tropfen einer Bärlauchessenz (gegen Verkalkung) ein. Dadurch verliert er schon bald seine Herzbeschwerden, wird bewegungsfreudiger und gewinnt auf Dauer einen normalen Blutdruck. Bis knapp vor seinem Tod im 86. Lebensjahr hat er sich herzmäßig wohlgefühlt.

35. *Hausfrau,* 53, leidet seit 10 Jahren an ausgeprägter *Herzmuskelschwäche,* weshalb sie nach einer klinischen Durchuntersuchung 2 digitalisartige („starke") Medikamente als Dauermedikation einnehmen muß. Dennoch bekommt sie bei Wärmeeinbruch oder Sonnenbestrahlung Angstzustände unter dem Brustbein, Erstickungsgefühl, lähmende Schwäche bei großer innerer Unruhe, Schweißausbrüche u. a. m. Es wird ihr als Zusatztherapie empfohlen: „Pflege des gesunden Hungers", 3 × 25 Tropfen der homöopathischen Urtinktur von Weißdorn, sowie 3 Tassen Mistel + Johanniskrauttee. Nach 1 Woche bedankt sie sich für die schon deutlich verspürte Hilfe. Nach 2 Monaten konsequenter Einnahme benötigt sie nur noch eines der „starken" Medikamente und fühlt sich dennoch unvergleichlich besser.

XI. KREISLAUFKUREN

Die größte Zahl der Menschen stirbt keines natürlichen
Todes, sondern mordet sich selbst durch eine verkehrte
Lebensweise.

SENECA

Der weitverbreitete rote oder essentielle Hochdruck ist nach den
Forschungen von Professor WENDT[20] meist alimentär, d. h. ernäh-
rungsmäßig verursacht. Die Hauptrolle spielt dabei der für die heutige
Überflußgesellschaft schon fast typische Überkonsum an Nahrung,
vor allem an tierischem Eiweiß. Dazu gehören Fleisch, Fisch, Wurst,
Käse und Ei. Das davon Zuviel-Verzehrte wird in der Innenschichte
(Intima) der Blutgefäße gespeichert, was schließlich die Strombahn
verengt und das Herz zu Mehrleistung zwingt. Diese treibt den Blutdruck höher.

Fasten und mindestens mehrmonatige eiweißarme Diät führt zum
Abbau von Eiweißablagerungen. Dadurch senkt sich der Blutdruck
wieder, oft sogar tritt völlige Normalisierung ein. Heilpflanzen, welche
die ärztliche Hochdruck-Behandlung wirkungsvoll unterstützen, sind:

1. Mistel (siehe S. 140)

2. Knoblauch (Allium sativum)

und

3. Bär(en)lauch oder Wilder Knoblauch (Allium ursinum) (Abb. 1)

Eßt Knoblauch viel und Bibernell
Dann sterbet ihr nicht gar so schnell.*

Volksspruch

Die beiden bereits besprochenen Laucharten enthalten viele Vitamine (A, B_1, B_2, C, Nikotinsäureamid), Enzyme, Pflanzenhormone,

---

* Gemeint ist: Dann trifft einen nicht so leicht der Schlag.

Spurenelemente (Magnesium, Eisen, Zink) und vor allem das schwe-
felhaltige ätherische Lauchöl. Es verursacht den typischen Knob-
lauchgeruch.

Die Lauche sind vorzügliche Blutreiniger und „Probiotika", d. h. sie
entgiften, desinfizieren und hemmen Krankheitserreger, ohne aber
die wertvolle körpereigene Flora zu schädigen. Im Volksmund spricht
man vom „russischen Penicillin". Außerdem wirken sie:

1. auf Gefäße als „Gefäßreiniger" durch ihren entschlackenden anti-
   sklerotischen Effekt. Sie erweitern die Adern, senken erhöhten
   Blutdruck und bekämpfen Gefäßablagerungen, Arterienverkalkung und ihre Vorstadien. Daher helfen sie auch bei Zirkulationsstörungen, besonders der Beine, bei intermittierendem Hinken
   und bei Durchblutungsstörungen der Augen. Allerdings wirken die
   Lauche nur, wenn man sie regelmäßig und langfristig einnimmt. Bei
   Unterdruck wirken sie wie die Mistel normalisierend.
2. auf den Magen-Darmtrakt durch ihre desinfizierende und die Eiweißverdauung unterstützende Kraft. Die Lauche verbessern die
   Eiweißverträglichkeit und bekämpfen Sodbrennen, Aufstoßen,
   Darmträgheit, Darmfäulnis und -gärung, Blähsucht und bakterielle
   Fehlbesiedlung (Dysbakterie). Auch Depressionen durch Magen-
   überladung, der vom Bauch ausgehende Herzdruck und erhöhte
   Blutzucker- und Cholesterinwerte werden verbessert.
3. als allgemeiner Fit-Macher. Lauche sind Kräftigungs- und Aufbaumittel, besonders nach Krankheiten, Operationen, Überforderungen und im Alter (Geriatrikum). Sie heben die Widerstandskraft
   und auch die männliche Kraft. (Im Mittelalter war in vielen Klöstern
   wegen seiner aphrodisierenden Wirkung der Anbau von Knoblauch verboten, damit den Mönchen keine sexuellen Probleme
   erwuchsen).

Nachteil der Lauche

Es ist der bekannte schwefelige Geruch, der durch Haut und
Lungen (über die Ausatmung durch den Mund) ausgeschieden wird.
Der Geruch ist allerdings, je nach individueller Duftnote, sehr unter-
schiedlich in seiner Intensität. Gegen unerwünschte Verbreitung des
„Lauch-Aromas" gibt es „dufte" Tips:
• Kauen von Kerbel oder Petersilienstengeln; oder

- Nachessen eines Apfels, oder
- Milchtrinken anschließend; oder
- Kauen einiger Kaffeebohnen; oder
- Einnehmen käuflicher darmlöslicher Knoblauchkapseln. Sie sind aber weniger wirksam als frisch gepreßter Saft.
- Anwendung nur als Wochenendkur.

Kurdauer

1. Zur Entschlackung, gegen Infektanfälligkeit, zur Darmdesinfektion meist 4–6 Wochen.
2. Zur Gefäß-Kreislaufbehandlung mindestens 4 Monate. Noch besser als Vorbeugungsmittel! Schon TABERNAEMONTANUS rät: „Ein sehr gut Praeservativ*) vor den gemeinen Mann / täglich zu gebrauchen: Nimm drey Rautenblättlein / ein Knoblauchzincken / ein Nußkernen und ein wenig Saltz. Vermische es durcheinander un isse es morgens nüchtern ...“

Zubereitung

1 Knoblauchzehe auspressen (besonders günstig mit kleiner Knoblauchpresse). Oder Bärlauch siehe S. 49.

Anwendung

Am wirksamsten ist 2–3 × $^1/_2$ TL ganz frischer Preßsaft in Milch (mit Honig) oder in Mineralwasser verdünnt.

Oder

3 × 10–20 Tropfen Bärlauchessenz.

Oder

Regelmäßig zum Würzen von Topfen-(Quark)-Aufstrichen, Salaten, Gemüsen, Suppen und Fleisch verwenden (bessere Eiweißverträglichkeit!)

---

* Gemeint ist damit ein Vorbeugungs- und Verhütungsmittel der Gefäßverkalkung.

Oder: Knoblauch-Wein-Tinktur

6 Knoblauchzehen schälen, fein zerreiben, in $^1/_4$ Liter Weißwein auf 48 Stunden einlegen, abseihen. 20 Tropfen vor dem Frühstück einnehmen.

Achtung!

Nur in der jeweils angeführten Dosierung einnehmen, Überdosierung verschlechtert!

4. Unterdrucktee (Teemischung 17)

Weißdornblüten	– blutdrucknormalisierend, herzkräftigend;
Rosmarin	– Anregungsmittel für Herz und Kreislauf;
Schafgarbe	– venösen Blutfluß anregend, entstauend.

Zubereitung

Zu gleichen Teilen gemischt. 1 gehäufter TL / $^1/_4$ l zur Minutenüberbrühung.

Anwendung

3–5 × 1 Tasse mit Honig. Dazu je 15–20 Tropfen Mistelessenz oder Mistelurtinktur.

5. Rosmarin (Rosmarinus officinalis) (Abb. 13)

> Roßmarin stärket das Hirn und allerley Sinn/ ist gut wider alle kalte Füß/ und Schlaffsucht/ ... und vertreibet auch den stinckenden Athem.
>
> TABERNAEMONTANUS

Wie der herzbelebende Weißdorn, die herzkräftigende Mistel und die gefäßwirksamen Lauche zählt Rosmarin zu den echten Blutdruckregulierern. Alle diese Pflanzen senken erhöhten und heben – zumindest subjektiv empfunden – niedrigen Blutdruck. Während aber bei Mistel und Knoblauch mehr die senkende Wirkung bei Hochdruck überwiegt, zeigt Rosmarin stärker seinen Effekt bei Unterdruck, Müdigkeit und Konzentrationsschwäche.

Die Heilpflanze wurde wegen ihrer immergrünen Blätter – wie die Myrte – als Lebens- und Fruchtbarkeitssymbol sowie als Heilmittel angewendet. Sie beinhaltet Bitter- und Gerbstoffe (daher die Magen-Leberwirkung!), Harze und ätherische Öle mit dem berühmten belebenden „Rosmarinkampher". Alle Bestandteile zusammen ergeben die besonders bei Frischpflanzentee imponierende gleichzeitig anregende und beruhigende Wirkung. Tatsächlich ist Rosmarin:

- durch seinen „Kampher" ein stark tonisierendes, anregendes (nicht wie Bohnenkaffee aufregendes) Belebungsmittel für Kreislauf und Nerven. Dementsprechend hat sich die Pflanze bei Unterdruck (auch Hochdruck), bei Schwäche- und Erschöpfungszuständen, besonders bei konstitutionell schwachen Asthenikern bewährt. Rosmarin belebt die Zirkulation und hilft, Müdigkeit besser zu überwinden.
- Rosmarin belebt die Hirndurchblutung. Daher wirkt er gegen Gedächtnisschwäche und Konzentrationsmängel. Redner, die stottern oder immer äh-äh-äh machen, verbessern durch Rosmarin ihren Redefluß, lernmüde „hirnleere Schüler" aller Alterstufen lernen leichter. Aufmerksamkeit und Denkvermögen werden angehoben, auch bei intellektueller Überbeanspruchung.
- Rosmarin verbessert die Tätigkeit von Magen, Leber und Bauchspeicheldrüse. KNEIPP sagt: „Rosmarin ist ein vorzügliches Magenmittel; als Tee reinigt er den Magen, bewirkt guten Appetit und gute Verdauung." Der schlaffe Magen, der keinen Tropfen Milch verträgt, und wegen Blähung wie ein Ballon gegen das Herz drückt, tonisiert sich zusehends unter dem feurigen Rosmarin-Aroma. Übler Mundgeruch schwindet („vertreibet stinckenden Athem").
- Die verbesserte Durchblutung kommt auch Nieren- und Frauenorganen zugute, das Eintreten der Periode (bei Verzögerung) wird gefördert (siehe Fälle!).

Hauptwirkung

Anregungs- und Tonisierungsmittel bei Unterdruck-, Schwä-che- und Erschöpfungszuständen; gegen Konzentrationsmän-gel; bei schwachem schlaffen Magen und Unterleib, Förderung regelmäßiger Monatsblutung. Kräftigungsmittel bei Senioren.

Zubereitung

Als Tee: 1 gehäufter TL Frischblätter / $^1/_4$ l als Sekundenüberbrü-hung, heiß getrunken.

Oder

1 TL Trockenblätter / $^1/_4$ l als Minutenüberbrühung, heiß getrunken.

Anwendung

3 × 1 Tasse bei Frischblättern; bei Trockenblättern schwächere Wirkung. Die letzte Tasse bis 16 Uhr, nicht später einnehmen. Der heiße Tee vor den Mahlzeiten wirkt am besten.

Oder

Als **Rosmarinessenz,** 3 × 15–20 Tropfen.

Oder

Als **Rosmarinwein**

Herstellung

Auf 1 l Rotwein 2 EL Rosmarinessenz geben. Täglich 1 – 2 – 3 Likörgläser trinken (besonders als Senioren-Herzstärkungsmittel).

Oder

Rosmarinbad

Man verwendet eine käufliche Rosmarin-Badeemulsion nach Vor-schrift, oder man bereitet selbst aus 50 Gramm getrockneten Blättern und $^1/_2$ Liter Wasser mit Kalt-Warm-Methode einen Tee, den man dem Badewasser zusetzt. Bei angenehmer, etwa 37 Grad hoher Was-sertemperatur 10–20 Minuten baden, anschließend feucht ohne Ab-trocknen im Bademantel eingehüllt 1 Stunde im Bett nachdünsten. Günstig als Wochenend-Bad. Abends nicht baden, Rosmarin macht zu munter!

Oder

Käufliches Rosmarin-Massageöl, Rosmarinsalbe, Rosmarinspiritus: Sie wirken durchblutungssteigernd und werden bei rheumatischen Gelenken, Tennisarm, Nerven- und Herzbeschwerden äußerlich eingerieben.

Charakteristische Fälle

36. *Arzt,* 65, leidet seit 7 Jahren an zunehmendem *Hochdruck* und *Durchblutungsstörungen der Augen.*Es treten kurzfristige, aber sehr behinderliche Sehstörungen auf, die trotz augenärztlicher und blutdrucksenkender Behandlung durch sogenannte Betablocker nicht beeinflußt werden. Er führt eine 3wöchige Diäktur nach F. X. MAYR durch, wobei er seine Augenlider mehrmals täglich mit Schwedenbitter betupft und einreibt. Dazu nimmt er 3 × 20 Tropfen Weinrautenessenz (siehe Augenkuren). Während der Kur fällt sein Blutdruck von 200/100 auf 150/85, die Sehstörungen sind vermindert. Anschließend nimmt er morgens und mittags 2 Knoblauchkapseln ein, abends ¹/₂ TL Frischpreßsaft im Aufstrich. Nach 5 Monaten berichtet er, daß sein Blutdruck normal geblieben sei und seine Sehstörungen nicht mehr aufgetreten wären.

37. *Fernlastfahrer,* 42, mit leicht erhöhtem Blutdruck, großem, gasförmig aufgetriebenem Bauch, klagt über Durchblutungsstörungen des Gehirns mit mangelnder Konzentration und starke Blähungen bei seinen oft über 2000–3000 km langen Wegstrecken. Er erhält den Rat, während des Einsatzes mehr zu trinken (Mineralwasser, dünne Kräutertees) und weniger zu essen. Empfohlen wird Rosmarin- und Weinrautenessenz sowie einfachste, bescheidene Kost, mit abgelagertem Brot, Trockenfrüchten, Äpfeln und Lauch (als Durchblutungs-, Konzentrations- und Kreislaufhilfe). Dadurch nimmt er an Gewicht ab, sein Blutdruck und seine Konzentrationsfähigkeit normalisieren sich, er fühlt sich „innerlich desinfiziert" und übersteht seine Reisen unvergleichlich besser. Er sagt: „Keine Fahrt mehr ohne ‚Diät', Rosmarin und Knoblauch!"

38. *Gabi,* 9, und *Andreas,* 7, sind angebliche *Schulversager.* Ihre Eltern sind Akademiker und von ihren „unintelligenten" Kindern enttäuscht. Die Lehrer sagen, die Kinder seien unaufmerksam, desinteressiert und ständig verschlafen. Die Untersuchung zeigt zwei asthenische, blasse, blutarm aussehende Kinder mit gasförmig aufgetriebenem Bauch und Plätschermagen. Sie erhalten strenges Süßigkeitsverbot, Kalmustee vor und nach jedem Essen, Wildgemüse zu jeder Mahlzeit, weiter morgens und mittags 1 Tasse Rosmarintee und täglich 1 Rumpfreibebad nach KUHNE[2]: Nach vier Wochen sehen die Kinder wie ausgewechselt aus, mit rosiger Gesichtsfarbe, und haben an Appetit und an Gewicht zugenommen. In der Schule geht es beiden wesentlich besser.

39. *Sekretärin,* 48, überschlank, klagt über zunehmende *Konzentrationsschwäche, Vergeßlichkeit, Unterdrucksymptome, nervöse Herzbeschwerden.* Morgens kommt sie nur mit größter Mühe aus dem Bett, dann stürzt sie sich auf mehrere Tassen eines sehr starken Bohnenkaffees, ohne den sie nicht munter wird, den sie aber im Magen schlecht verträgt. Auch macht er sie nervös. In letzter Zeit häufen sich *Herzangst,* „Black-outs" und *Fehlleistungen* bei der Arbeit. Ihr wird verordnet: Kaffeeverbot! Statt

149

dessen morgens und abends Trockenbürsten des ganzen Körpers und heiß-kalt Wechselduschen, morgens und mittags je 1 Tasse Unterdrucktee mit Weißdorntropfen, etwas Wermuttee (Magen-Darm), viel Bewegung an frischer Luft, mehr Trinken, bei Bedarf Rosmarintee. Nach 3 Wochen berichtet sie, frischer und konzentrierter zu sein und wieder besser zu arbeiten. Nach 8 Wochen nimmt sie zu ihrer Freude auch etwas an Gewicht zu und fühlt sich wohl. Sie meint: „Rosmarin ist mein Kaffeersatz und bekommt mir viel besser. Für mich gilt: „Rosmarin trinken – Kaffee nur riechen!"

40. *Krankenschwester,* 22, untergewichtig, blaß, klagt über extreme *Müdigkeit, Schwindel bei Aufstehen,* Unwohlsein, Gereiztheit, unreine Haut, Magendruck und Ausfluß. Seit 4 Monaten, seit dem – auch dem Frauenarzt – unerklärlichen *Ausbleiben der Monatsblutung* gehe es ihr besonders schlecht. Sie erhält zur Verbesserung ihres Allgemeinzustandes die Magenbittermischung, 2 × tgl. je 2 Tassen heißen Rosmarintee, Weißdorntropfen, Reibesitzbäder nach KUHNE und am Wochenende 2 Rosmarinbäder. Nach 2 Wochen fühlt sie sich unvergleichlich frischer, nach weiteren 3 Wochen stellt sich die Regelblutung wieder ein, Müdigkeit, Schwindel, unreine Haut, Magen- und psychische Beschwerden sind spurlos beseitigt. (Hätte hier der Eintritt der Menstruation noch länger auf sich warten lassen, wäre als nächstes der regelfördernde Tee – siehe Frauenkuren – angezeigt gewesen.)

XII. BRONCHIALKUREN

Durch Erkältung, Infekte, Giftstoffe, Abgase oder Krankheitsprozesse im Bereich anderer Organe, die auf die Atemwege übergreifen, entstehen Bronchialerkrankungen. Als Schutz- und Abwehrmaßnahme erzeugt der Organismus Schleimstoffe, welche Krankheitserreger, Toxine und sonstige Schadstoffe an sich binden, und versucht sie auszuhusten. Ärztliche Behandlung ist erforderlich. Als Heilkräuter kommen in Betracht:

A) Bei akuten Bronchialerkrankungen

1. Huflattich (Tussilago farfara) (Abb. 19)

> Huflattich ist ein echter Fegewisch für die Brust im Inneren.
> SEBASTIAN KNEIPP

Der Vorfrühlingsbote Huflattich (Märzenblume) gehört zu den einhüllenden, einschleimenden, schleimhautschützenden Pflanzen. Er wirkt schleimlösend, reizmildernd, entzündungshemmend und blutreinigend. Seine Gerb- und Bitterstoffe straffen und entquellen geschwollene Schleimhäute in Rachen und Atemwegen, und regen deren Abwehrfunktionen an. Huflattich fördert Auswurf, lindert Husten und hat sich seit langem als Vorbeugungs- und Behandlungsmittel bei Grippe, Rachen- und Bronchialkatarrhen, Heiserkeit und Husten bewährt. Er wird außerdem zur unterstützenden Behandlung des Lungenemphysems und der Staublunge angewendet.

Hauptwirkung

Reiz- und entzündungshemmend in Rachen und Atemwegen, auswurffördernd, hustenlindernd, blutreinigend. Zur Vorbeugung und Behandlung von Erkältungen, Grippalinfekten und Bronchialkatarrhen.

Zubereitung

1 gehäufter TL frische Blüten und Blätter / $^1/_4$ l als Sekundenüberbrühung. In Trockenform 1 TL / $^1/_4$ l als Minutenüberbrühung.

Anwendung

4–5 Tassen möglichst heiß, mit Honig, schluckweise trinken.

Als Frühjahrskost

Frische Blütentriebe kleinschneiden als sparsame Salat-, Gemüse-
und Suppenbeigabe oder als Aufstrich in Topfen (Quark) usw. Ist
würzig, Vitamin C reich, blutreinigend.

Huflattichessenz

Ein $^1/_4$ l Glas mit frisch gesammelten Huflattichblüten füllen, mit
Branntwein übergießen, 1 Woche an der Sonne stehen lassen, dann
abseihen. $^1/_2$ TL vor den Mahlzeiten dient als Grippevorbeugungsmit-
tel.

Huflattichsirup für Kinder

3 Handvoll frische Huflattichblüten mit 1 l kochendem Wasser überbrühen, kurz ziehen lassen, dann abseihen und mit $^1/_2$ kg Honig
vermischen. Mehrmals täglich 1–2 TL einnehmen. Gut und beliebt als
Katarrh-, Husten- und Infektvorbeugungsmittel.

2. Gartenthymian (Thymus vulgaris)

Die nächste Grippe kommt bestimmt
Doch nicht zu dem, der Thymian nimmt.

Was die Pfefferminze für Magen und Darm,
das ist der Thymian für Luftröhre und Bronchien.
Dr. R. F. Weiss[6]

Thymian wirkt schleimlösend, auswurffördernd, krampflösend,
desinfizierend, keimhemmend, gärungs- und fäulniswidrig. Der
Hauptwirkstoff Thymol ist ein starkes Antiseptikum. Es wirkt noch in
einer Konzentration von 1 : 3000 hemmend auf die meisten Wundbak-
terien. Überall wo Husten mit krampfartigen Erscheinungen (Reiz-
Krampfhusten, Keuchhusten, Bronchialasthma) einhergeht, ist Thy-

mian als Expectorans (Auswurfförderer) mit krampfstillender Wirkung richtig am Platze. Außerdem behebt Thymian Magenkrämpfe, Verdauungsbeschwerden und Blähungen durch eine entkrampfende und desinfizierende Wirkung, die auch vor Ansteckung schützt.

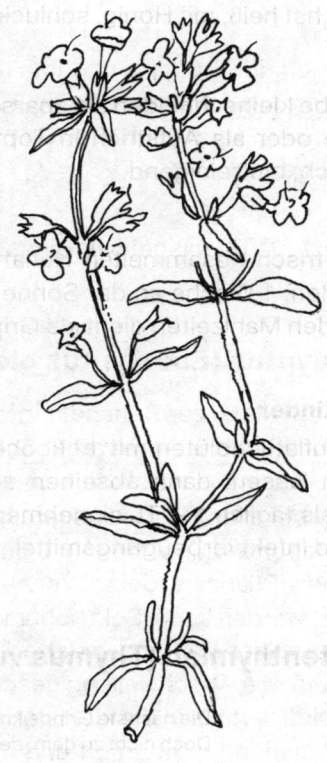

Thymian

Hauptwirkung

Hervorragendes Expektorans mit desinfizierender, krampf- und schleimlösender Wirkung. Wichtiger Bestandteil von Bronchialteemischungen. Auch bei Magen-, Verdauungs- und Blähungsbeschwerden. Infektvorbeugend.

Anwendung

1 gehäufter TL / $^1/_4$ l zur Minutenüberbrühung. Die gerebelten Blätter und Blüten dienen auch als wichtiger desinfizierender Faktor in Teemischungen wie „Infekttee", „Bronchialtee akut", „Bronchialtee chronisch" usw.

Als Vorbeugungsmittel

Man kann 2× jährlich, im Frühjahr und im Herbst eine 4wöchige Familien-Infekt-Vorbeugungskur machen. 3 × 1 Tasse mit etwas Honig schmeckt auch Kindern vorzüglich. Die Kur macht widerstandsfähiger gegen Infekterreger.

Für reinen Atem

Morgens nüchtern 1 TL Thymianpulver einnehmen, darauf 1 Glas Wasser trinken.

3. Eukalyptus (Eucalyptus globulus)

Er ist eines der besten Mittel zur Behandlung von Erkältungskrankheiten, fieberhaften Infekten der Atemwege, Schnupfen, akuten Nebenhöhlenprozessen, Rachen-, Kehlkopf- und Bronchialkatarrhen, Grippen, und hat sich bei allen Hustenformen, einschließlich Keuchhusten (hier als Zusatzbehandlung) bewährt. Eucalyptus ist eine der wenigen ausländischen Pflanzen, deren Verwendung durch nichts aus dem Inland ersetzt werden kann. Sein hoher therapeutischer Wert wird durch die Breite seiner Wirkungspalette bestimmt: Er fördert durch seine Inhaltsstoffe die Abschwellung geschwollener entzündeter Schleimhäute, desinfiziert bis in die kleinsten Bronchialäste hinein (besonders durch Inhalation), entkrampft und macht die Atemwege frei. Eucalyptus und Thymian ergänzen sich vorteilhaft als wichtige Bestandteile entsprechender Teemischungen.

Hauptwirkung

Altbewährtes desinfizierendes, entkrampfendes, abschwellendes und Atemwege befreiendes Infektmittel. Bei Schnupfen, fieberhaften Infekten, Nebenhöhlenprozessen, Rachen-, Bronchialkatarrhen, Grippe.

Anwendung

Gemeinsam mit anderen Kräutern als Teemischung, siehe unten!
Sehr wertvoll ist auch die Eukalyptusinhalation.

4. Bronchialtee akut (Teemischung 18)

Huflattich	– schleimlösend, entzündungshemmend, hustenlindernd;
Thymian	– desinfizierend, auswurffördernd, entkrampfend;
Eukalyptus	– desinfizierend, abschwellend, krampfstillend.
Alantwurzel (Inula helenium)	– auswurffördernd, entschleimend, keimhemmend, krampflösend.

Zubereitung

Gut gemischt. 1 gehäufter TL / $^1/_4$ l, Kalt-Warmmethode.

Anwendung

4–5 × 1 Tasse mit je 1–2 TL Honig, heiß trinken.

B). Bei chronischen Bronchialleiden

1. Gemeines Seifenkraut (Saponaria officinalis) (Abb. 20)

Die Wurzel dieses Krautes ist das 5. Kardinalheilmittel der Mild-Heilkräuter-Kuren. Sie ist das reaktionsverbessernde Umstimmungsmittel bei fehlerhafter Blut- und Säftezusammensetzung (Dyskrasie). Seifenkraut wirkt auf Haut und Schleimhäute der Atmungs- und Verdauungsorgane sowie auf die Nieren anregend bis reizend. Wie schon der Name sagt, besitzt das Kraut seifenartige Fähigkeiten. Sein Tee schäumt beim Schütteln auf und entfaltet große Oberflächenaktivität.

Daher entgiftet er besonders gründlich, beseitigt Schärfstoffe und Säurereste in Blut und Körpersäften und treibt krankmachende Substanzen über Harn, Stuhl, Schweiß, Ausfluß, Auswurf und Schleim hinaus. Saponaria wirkt im Sinne einer umstimmenden Reiztherapie,

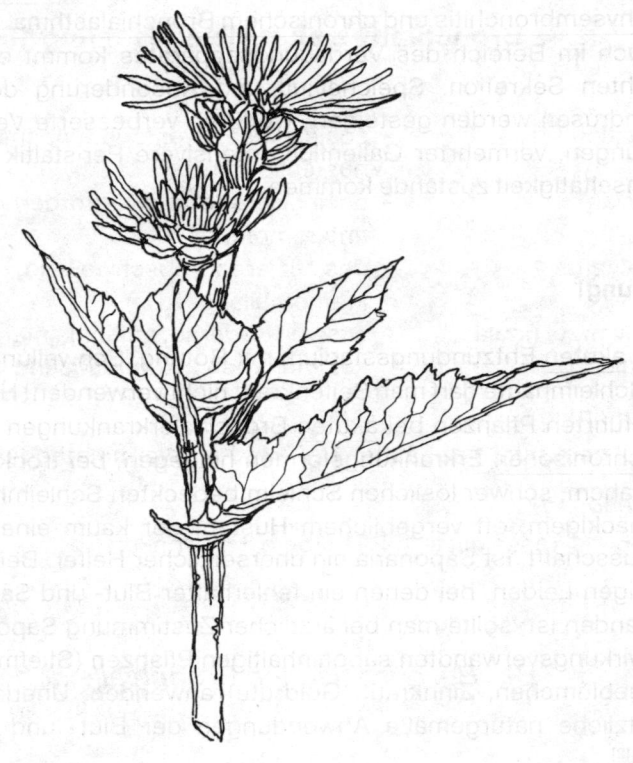

Alant

die der Aktivierung der darniederliegenden körpereigenen Entgiftungs- und Abwehrkräfte dient. Man wendet sie daher bei schwer beeinflußbaren Leiden an, bei chronischen Lungen-Bronchialerkrankungen, Stoffwechsel- und Verdauungsstörungen mit hartnäckigem Sodbrennen, gasigen Auftreibungen des Bauches usw., bei alten rheumatischen Prozessen und zählebigen Hautleiden, wie chronischen Ekzemen, schuppenden Flechten, Furunkulosen usw. (siehe auch Hautkuren).

156

Saponaria ist ein großer Krankheitsstoff-Auflöser. Sie reizt auf reflektorischem Weg die Bronchialdrüsen zu gesteigerter Abgabe eines dünnflüssigen, die Krankheitsstoffe auflösenden Sekretes. Die Expektoration (Auswurfleistung) wird verbessert, auch bei hartnäckigen chronischen Erkrankungen der Luftwege, bei Altersbronchitis, Emphysembronchitis und chronischem Bronchialasthma.

Auch im Bereich des Verdauungsapparates kommt es zu einer erhöhten Sekretion. Speichelfluß und Absonderung der Magen-Darmdrüsen werden gesteigert, wodurch verbesserte Verdauungsleistungen, vermehrter Gallenfluß, intensivere Peristaltik und Stoffwechseltätigkeit zustande kommen.

Achtung!

Im akuten Entzündungsstadium mit Rötung, Schwellung, Reizung der Schleimhäute darf man Seifenkraut nicht verwenden! Hier sind die angeführten Pflanzen bei akuten Bronchialerkrankungen angezeigt. Bei chronischen Erkrankungsformen hingegen, bei trockenen oder mit zähem, schwer löslichen Schleim bedeckten Schleimhäuten, bei hartnäckigem, oft vergeblichem Husten, der kaum einen Auswurf herausschafft, ist Saponaria ein unersetzlicher Helfer. Bei allen hartnäckigen Leiden, bei denen ein fehlerhafter Blut- und Säftezustand vorhanden ist, sollte man bei ärztlicher Zustimmung Saponaria oder die wirkungsverwandten saponinhaltigen Pflanzen (Stiefmütterchen, Gänseblümchen, Zinnkraut, Goldrute) anwenden. Unerläßlich sind zusätzliche naturgemäße Anwendungen der Blut- und Säftereinigung[2].

Hauptwirkung

Kardinal-Umstimmungsmittel der Mild-Heilkräuterkuren. Ausleitendes, entgiftendes, auflösendes Reiztherapeutikum bei fehlerhafter Blut- und Säftezusammensetzung (Dyskrasie). Besonders bei hartnäckigen chronischen Bronchial-, Verdauungs- und Hautleiden.

Zubereitung

1 gehäufter TL Frischwurzel / $^1/_4$ l zur Sekundenüberbrühung oder 1 TL Trockenwurzel zur Minutenüberbrühung.

Anwendung

$^1/_4$ l Tee schluckweise, über den Tag verteilt, über 4–6 Wochen. Oder 3 × 20 Tropfen der Essenz.

2. Isländisch Moos (Cetraria islandica)

Während Saponaria ein Reiz- und Umstimmungsmittel darstellt, entfaltet Isländisch Moos eine allgemein kräftigende, hustenreiz- und schmerzlindernde Wirkung, die sich auch im hohen Alter und sogar beim schwerkrank, kachektisch darniederliegenden Kranken als hilfreich erweist. Der Stoffwechsel wird angeregt, Bronchialschleim gelöst, und Auswurfabhusten erleichtert, wie es zur Behandlung chronischer Erkrankungen der unteren Luftwege, chronischer Bronchitis, Emphysembronchitis, Lungenasthma, aber auch der Heiserkeit sehr wertvoll ist.

Isländisch Moos ist eine schleim- und bitterstoffreiche Flechte. Seine Bitterstoffe kräftigen den Appetit, steigern den Stoffwechsel und die Abwehrkräfte, weshalb man die Flechte auch bei besonders schwächenden Erkrankungsformen empfiehlt, wie Magen-Darmkatarrhen, Durchfällen, Erschöpfungszuständen nach Blutverlust, auch bei Blutarmut oder in der Rekonvaleszenz, während der Schwangerschaft und der Stillzeit.

Isländisch Moos steigert die Zahl der roten und weißen Blutkörperchen. Es wird auch zur Behandlung der Akne und als Unterstützungsmittel (nicht Heilmittel) der Therapie der Lungentuberkulose verwendet.

Wie Saponaria ist die Flechte bei akuten Entzündungen nicht anzuwenden. Beide Pflanzen ergänzen sich sehr gut (siehe Bronchialtee chronisch).

Hauptwirkung

Stoffwechsel und Abwehrkräfte aktivierende Schleim- und Bitterpflanze für alte chronische Bronchial- und Lungenleiden, hartnäckige Verschleimung, Asthma- und Emphysembronchitis, Erschöpfungszustände, Verdauungsschwäche.

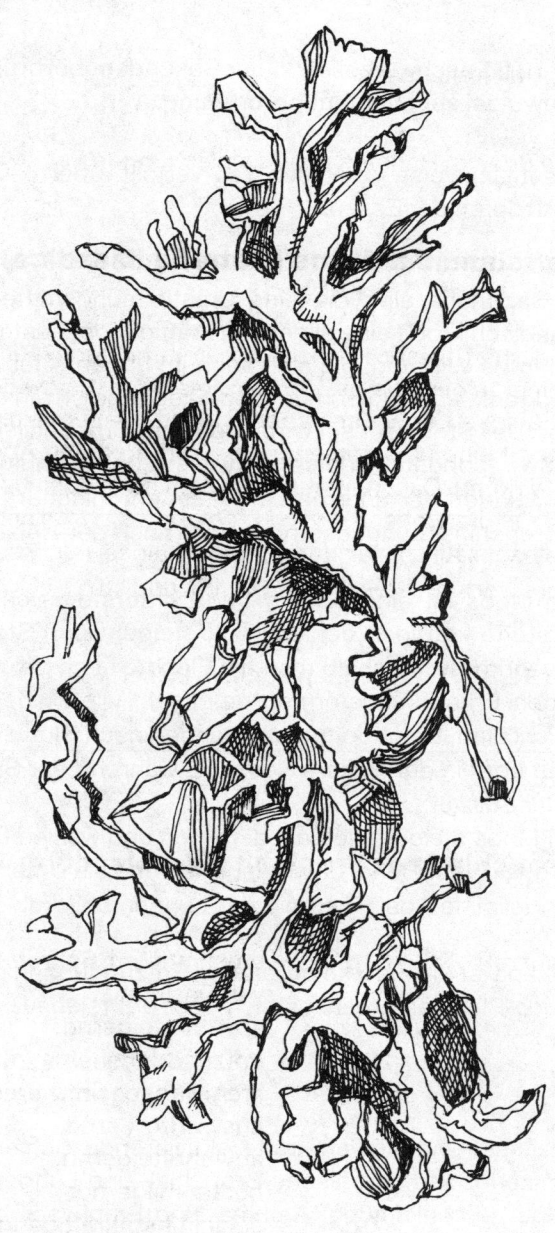

Isländisch Moos

Zubereitung

2–3 TL / $^1/_4$ l mit Kaltansatz.

Anwendung

2 × 1 Tasse oder im Rahmen von Teemischungen.

3. Zinnkraut oder Schachtelhalm (Equisetum arvense) (Abb. 18)

Die Besonderheit dieser Pflanze liegt in ihrer durch Kieselsäure-reichtum bedingten gewebefestigenden, leistungs- und widerstandssteigernden Fähigkeit, sowie im Saponingehalt. Dieser verursacht wie beim Seifenkraut eine umstimmende, die körpereigene Abwehr herausreizende Wirkung. Da Zinnkraut außerdem noch desinfiziert, ist es gerade auch für die Behandlung verschleppter chronischer Bronchialleiden, einschließlich der Lungentuberkulose (als Zusatztherapie) besonders wertvoll. Weiteres auf S. 127 und 187.

Zubereitung

1 gehäufter TL / $^1/_4$ l, 15 Minuten köcheln lassen.

Anwendung

3 × 1 Tasse als Langzeitkur.

4. Bronchialtee chronisch (Teemischung 19)

Seifenkrautwurzel	10 g	– umstimmend, Sekret verflüssigend, abwehrsteigernd;
Salbei	20 g	– entzündungshemmend, atemwegsdesinfizierend;
Isl. Moos	30 g	– auswurffördernd, abwehrsteigernd, hustenmildernd;
Zinnkraut	40 g	– schleimhautkräftigend, abwehrstärkend.

Zubereitung

Gemischt. 1 gehäufter TL / $^1/_4$ l zur Kalt-Warm-Methode.

Anwendung

2–3 Tassen mit je 1–2 TL Honig als Langzeitkur. Zur Behandlung chronischer Bronchialleiden. (Zur Vorbeugung und zur Steigerung der Widerstandskraft in Grippezeiten ist der Infekttee (S. 66) als Haustee zu empfehlen, nicht der Bronchialtee chronisch.)

Charakteristische Fälle

41. *Schülerin*,7, erkältet sich beim Schulschwimmen und zieht sich zum 3. mal in einem Jahr eine *akute, krampfhafte, asthmaähnliche (spastische) Bronchitis* zu. Sie erhält 3 × 1 Tasse „Bronchialtee akut" mit je 2 TL Huflattichsirup, heiße Wickel und heiße Fußbäder. Die Zustandsverbesserung tritt darauf so rasch und so überzeugend ein, daß der Arzt dieses Mal auf Antibiotika und chemische krampflösende Mittel verzichtet. Darüber ist die Familie sehr glücklich, da diese Medikamente bisher stets sehr unangenehme Nebenwirkungen mit sich gebracht hatten.

42. *Arztsohn,* 10, erkrankt im Anschluß an einen übergangenen Grippalinfekt an *akuter Bronchitis* mit *beginnender Lungenentzündung* mit 40° Fieber. Bisher war er schon zweimal daran erkrankt gewesen und hatte trotz intensiver medikamentöser Therapie jedesmal wochenlang gebraucht, bis der Schulbesuch wieder möglich war. Diesmal erhält er eine Schnellbehandlungsserie mit Naturheilmitteln (Einläufe, Rumpfreibebäder, Wickel)[9], kombiniert mit einer homöopathischen Arznei, Eucalyptusinhalation und 3 × 1 Tasse „Bronchialtee akut". Am 4. Tag ist er fieberfrei, quietschvergnügt, hustet nur noch ganz locker und kann wieder die Schule besuchen.

43. *Dentist,* 56, übergewichtig mit „Großtrommelträgerbauch", leidet seit 5 Jahren an einer sich ständig verschlechternden *chronischen Bronchitis* mit *asthmatischen Beschwerden* und Hustenanfällen. Diese sind manchmal so heftig, daß er während des Anfalles kurzfristig ohnmächtig wird. Er hat bereits hunderte Antibiotikatabletten eingenommen und verschiedene andere Präparate, jedoch ohne anhaltende Besserung. Darauf führt er eine Fastenkur durch, trinkt täglich 3 Tassen „Bronchialtee chronisch" und inhaliert Eukalyptustee. Nach 4 Wochen kann er völlig frei durchatmen, hustet nicht und hat keine Atemnot mehr. Den Tee trinkt er noch durch weitere 6 Monate und bekommt keinen Rückfall.

44. *Gastronom,* 72, leidet an *chronischer Bronchitis* mit zähschleimigem Auswurf, starkem Hustenreiz und vergeblichem Husten, der fast keinen Schleim herausbringt. Da die bisherigen Therapien erfolglos waren, erhält er eine homöopathische Arznei und als Langzeitkur „Bronchialtee chronisch", sowie Vier-Wässertee mit 1 TL Bitterelixier pro Tasse und Brustwickel mit Bitterelixier über Nacht. Nach 2 Wochen ist der Hustenreiz stark vermindert, der Auswurf locker und verflüssigt und die Atmung freier. Nach 3 Monaten ist die Krankheit beseitigt. Der Vier-Wässertee wurde hier zur Giftausleitung über die Nieren und zur Bronchialentlastung gegeben.

XIII. FRAUENKUREN

Bist du krank, vergiß drei Ärzte nicht:
Heilkräutertee, Diät und Zuversicht.

Wie bei allen Kapiteln dieser Schrift, wird auch bei gesundheitlichen Störungen im Bereich der Frauenorgane die Beratung durch den Arzt vorausgesetzt. Im Falle seiner Zustimmung läßt sich die jeweilige Therapie oft durch Heilkräuter wirkungsvoll unterstützen.

A) Periodenkrämpfe (Dysmenorrhö)

1. Kamille (Matricaria chamomilla)

Die Chamillen stärken und erwärmen das Haubt/
die Brust, Lung, Miltz, Nieren, Blaß/
die Mutter und die Geburtsglieder/
und stillen ihre Schmertzen...

TABERNAEMONTANUS

Der Name Matricaria kommt von Mater = Mutter, auch Gebärmutter, da das Mittel schon in der Antike gegen Krampf- und Schmerzzustände der Gebärmutter angewendet wurde. Kamille hilft bei Krämpfen, Menstruationskoliken, Schmerzen nach Entbindungen und anderen Krampfschmerzzuständen im Bereich der Frauenorgane. Schluckweises Trinken des möglichst heißen Tees zeigt rasch wohltuende Wirkung. Der Tee aus frischen Blüten ist unvergleichlich besser!

Zubereitung

Siehe Magenkuren!

Anwendung

Bei Bedarf 3–4 Tassen heißen Tee kleinschluckweise einnehmen.

162

2. Gänsefingerkraut oder Anserine (Potentilla anserina) (Abb. 5)

Auch die Anserine entfaltet eine – bereits klinisch nachgewiesene – entkrampfende Wirkung bei Periodenkrämpfen, Gebärmutter- und Wochenflußstauungen. Das Kraut ist unschädlich, auch wenn es lange hindurch genommen wird. Die krampflösenden Wirkungen erstrecken sich auf die gesamte glatte Muskulatur und zeigen sich besonders deutlich bei Gebärmutter- und Magenpförtnerkrämpfen.

Während die Kamille aber nicht langanhaltend wirkt, tritt der Anserineneffekt nur langsam ein, hält aber länger an. Daher ist der Tee schon mehrere Tage vor dem zu erwartenden Eintritt der Blutung bis Periodenende einzunehmen. Treten dennoch Krampfschmerzen auf, soll zusätzlich heiße Kamille getrunken werden. Beide Tees ergänzen einander sehr gut.

Treten beständig bei jeder Blutung Krampfschmerzen auf, dann empfehlen sich bei ärztlichem Einverständnis auch die unterleibskräftigenden Reibesitzbäder nach KUHNE[2] und langfristiges Trinken von unterleibskräftigenden Tees (z. B. Gyn.-Funktionstee).

Zubereitung

1 TL der Blätter / $^1/_4$ l zur Minutenüberbrühung.

Anwendung

3 × 1 Tasse heißen Tees.

B) Gynäkologische Funktionsschwächen

Zu diesen gehören ständig unregelmäßige, zu schwache, zu starke, zu lange, schmerzhafte oder sonstwie abnorme Regelblutungen; Weißfluß; Krämpfe und Muskelverspannungen im Kleinen Becken; gynäkologisches Schwächegefühl nach Entbindungen; Anfälligkeit für Unterleibserkrankungen; unterleibsbedingte Kreuzschmerzen; Hautausschläge, die während der Menstruation „erblühen", wie Akne usw. In solchen Fällen haben sich außerordentlich oft die Reibesitzbäder nach KUHNE[2] und Teemischungen bewährt, die auf allgemeine Funktionsverbesserung und Stärkung der Unterleibsorgane hinzielen. Mit Zustimmung des Frauenarztes können solche Tees als Langzeitkur eingenommen werden. Außerdem sei bei Unterleibsschwäche und Entzündungen (Eierstöcke usf.) auf die wohltuend-heilsamen heißen Schafgarben- und Zinnkraut-Sitzbäder (S. 96, 129) hingewiesen.

1. Gyn.-Funktionstee (Teemischung 20)

Viel Unheil bliebe den Frauen erspart,
würden sie ab und zu nach Schafgarbe greifen.

SEBASTIAN KNEIPP

Schafgarbe	– unterleibsdurchblutend, mensesnormalisierend, ausflußwidrig, 1. Hauptmittel bei Frauenleiden (auch als Einzeltee);
Frauenmantel	– unterleibskräftigend, mensesnormalisierend, hormonell harmonisierend, 2. Hauptmittel bei Frauenleiden;
Engelwurz (Angelica a.)	– gegen hormonell gestörte Funktion, gynäkologisch kräftigend;
Johanniskraut	– gegen hormonelle Unter- und Dysfunktion; antidepressiv, stimmungsaufhellend.

Zubereitung

Zu gleichen Teilen gemischt, 1 gehäufter TL / $^1/_4$ l, Kalt-Warmmethode.

Anwendung

Wenn nicht anders empfohlen: 2 × 1 Tasse über 3–6 Monate als konstitutionsverbessernde Kur.

164

2. Regelfördernder Tee (Teemischung 21)

Bei nicht eintretenden Regelblutungen in der Pubertät, bei zu schwachen oder ohne Schwangerschaft ausbleibenden Menstruationen kann diese Teemischung allein oder im Wechsel mit dem Gyn.-Funktionstee verwendet werden:

Schafgarbe	– unterleibsdurchblutend, mensesnormalisierend;
Frauenmantel	– unterleibskräftigend, funktionsnormalisierend;
Weinraute	– steigert Durchblutung des Unterleibs.

Zubereitung

Zu gleichen Teilen gemischt, 1 gehäufter TL / $^1/_4$ l, Minutenüberbrühung.

Anwendung

3 × 1 Tasse; zur Verstärkung können je 20 Tropfen Rosmarinessenz beigefügt werden (siehe auch Rosmarin und Fall 40 bei Kreislaufkuren).

3. Regelmildernder Tee (Teemischung 22)

Bei zu starken, zu langen, zu häufigen Menstruationen, bei Zwischen-, Nachgeburts- und klimakterischen Blutungen kommt in Betracht:

Frauenmantel	– blutungsnormalisierend, gewebestraffend, gebärmuttertonisierend;
Hirtentäschel (Capsella b. p.)	– blutstillend, blutungsnormalisierend;
Schafgarbe	– blutungsnormalisierend, blutstillend, unterleibskräftigend;
Tormentille	– blutungshemmend bei zu starken Perioden, straffend, gewebezusammenziehend.

Zubereitung

Zu gleichen Teilen gemischt, 1 gehäufter TL / $^1/_4$ l, Kalt-Warmmethode (notfalls Minutenüberbrühung).

Anwendung

10 Tage vor Eintritt der Menses mit 2 × 1 Tasse beginnen. Bei abnormen Blutungen 3–4 × 1 Tasse; im Klimakterium: 2 × 1 Tasse durch 4 Wochen, dann 2–4 Wochen Teepause, dann wiederholen. Zusätzlich kalte Reibebäder nach KUHNE[2] außerhalb der Tage.

4. Brustdrüsenpflege

Bei Stauungen in der weiblichen Brustdrüse, bei gutartigen, oft zyklusabhängigen Knotenbildungen (Mastopathie) kann nach entsprechender Untersuchung der Gyn.-Funktionstee getrunken und eine Eincremung der Brüste mit Ringelblumensalbe (siehe Magenkuren!) nach Waschen oder Duschen morgens und abends vorgenommen werden.

C) Schwangerschaft

Während der normalen Schwangerschaft haben sich die kühlen Reibesitzbäder nach KUHNE hervorragend bewährt. Sie tragen Wesentliches zum komplikationslosen Verlauf von Schwangerschaft und Entbindung bei. Sie können von Beginn der Gravidität bis unmittelbar vor der Entbindung genommen werden. Außerdem kommen in Betracht:

1. Vitamin-Mineralzufuhr

Während der Gravidität treten häufig Mangelzustände auf. Als eine der vielen Hilfsmöglichkeiten dagegen mischt man getrocknete Brennesselblätter mit gewaschenen Eierschalen (tunlichst von „glücklichen" Hühnern, die sich ihr Futter frei suchen können), und zermahlt diese im Mixer zu einem Pulver. In den Brennesselblättern befinden sich Kalzium, Kalium, Eisen, Phosphor und Vitamine, in den Eierschalen organische Kalkverbindungen, die während der Schwangerschaft sehr wertvoll sind.

Zusätzlich sind (käufliche) *Hagebuttenschalen* (Vitamin A, B$_1$, B$_2$, C, Nikotinamid) zu kauen.

Anwendung

Während der Schwangerschaft durchlaufend 2–3 Messerspitzen des Pulvers einnehmen und täglich 2–3 Hagebuttenschalen kauen oder *Hagebuttentee* (Kaltansatz) trinken.

2. Frauenmantel (Alchemilla vulgaris) (Abb. 25)

Diese Pflanze gilt in der Volksmedizin nahezu als „Allerweltsmittel" gegen Frauenstörungen. Sie wird bei Bänderschwäche, Erschlaffung des Unterleibes, Gebärmuttersenkung, sowie für gutes Einnisten der Frucht bei Fehlgeburtneigung empfohlen; außerdem bei verschiedenen Unterleibsbeschwerden, Weißfluß und Menstruationsstörungen. Wenn in der Pubertät trotz ärztlicher Behandlung die Perioden nicht eintreten, wenn sie übermäßig stark sind, auch zur Förderung des Stillens, im Klimakterium usw. kann immer Frauenmanteltee, meist in Kombination mit anderen Tees, wie Schafgarbe, empfohlen werden.

Die blutreinigenden und harntreibenden Fähigkeiten des Tees unterstützen einen beschwerdefreien Verlauf der Schwangerschaft. Die starken blutstillenden und wundheilenden Kräfte der Pflanze beschleunigen die Regeneration nach Entbindungen.

Zubereitung

1 TL / $^1/_4$ l zur Minutenüberbrühung.

Anwendung

2 × 1 Tasse oder 3 × 20 Tropfen Essenz.

Während der Gravidität mehrmals durch 4 Wochen zur Unterstützung eines guten Schwangerschaftsverlaufes und zur Vorbeugung von Gewebeeinrissen.

Zur Entbindungsvorbereitung: 6 Wochen vor dem Geburtstermin zur Förderung einer leichten Entbindung, zur Verhinderung nachgeburtlicher Blutungen und zur Unterstützung guter Organrückbildung.

167

3. Stilltee (Teemischung 23)

Die Milchbildung fördern:

Anissamen	– drüsenanregend, sekretionsfördernd;
Fenchel	– drüsenanregend, sekretionsfördernd;
Frauenmantel	– hormonell unterstützend, funktionsfördernd;
Melisse	– entspannend, nervenstärkend, drüsenanregend.

Zubereitung

Zu gleichen Teilen gemischt, 1 gehäufter TL / $^1/_4$ l, Minutenüberbrühung.

Anwendung

4–6 × 1 Tasse trinken, bei Eintritt ausreichender Milchsekretion je nach Bedarf.

(Zum Abstillen eignet sich Salbei, 3 × 1 Tasse, siehe S. 55).

Bei Milchbrustentzündung helfen rasch Bittersalz (Magnesiumsulfat), 1 TL / $^1/_4$ l nüchtern getrunken und Umschläge mit Steinkleetee (siehe Fuß- und Beinkuren).

D) Klimakterium

Neben allenfalls erforderlichen ärztlichen Behandlungen können bei klimakterischen Beschwerden auch geeignete Teesorten entlastend, beruhigend und zustandverbessernd wirken. Vor allem kommen in Betracht:

1. Johanniskraut (Hypericum perforatum) (Abb. 12)

Dieses Kraut wirkt beruhigend, stimmungsaufhellend, angstlösend, antidepressiv (nicht gegen endogene Depressionen) und be-

168

kämpft zahlreiche Symptome der hormonellen Unter- oder Fehlfunktion in den Wechseljahren. Auch klimakterische Unruhezustände und gestörter Schlaf werden durch das Kraut meist wohltuend beeinflußt.

Zubereitung und *Anwendung*
Siehe „Nervenkuren"!

2. Melisse (Melissa officinalis) (Abb. 8)

Dieses schon 300 v. Chr. von THEOPHRASTUS beschriebene Nerven-, Herz- und Frauenmittel beruhigt die im Klimakterium oft verstärkt auftretenden Symptome der vegetativen Dystonie. Es lindert Erregungs-, Unruhe-, Angst- und sexuelle Reizzustände, beruhigt bei nervösen Unpäßlichkeiten, löst Unterleibskrämpfe und fördert den Schlaf.

Zubereitung und *Anwendung*
Siehe „Magenkuren".
3–4 × 1 Tasse kalten Tees hilft auch gegen Hitzewallungen.
Systematische Kurdurchführung ist meist über etliche Monate erforderlich.

3. Klimaxtee (Teemischung 24)

Johanniskraut	– gegen klimakterische Unruhe, Angst, hormonelle Unterfunktion, labilen Kreislauf;
Melisse	– gegen nervöse und klimakterische Beschwerden, beruhigend, entkrampfend;
Frauenmantel	– unterleibsfunktionskräftigend, hormonell harmonisierend;
Schafgarbe	– gegen Wechselbeschwerden und Blutstauungen, unterleibskräftigend;
Steinklee	– gegen Wechselbeschwerden, beruhigend, gefäß-kreislaufwirksam.

Zubereitung

Zu gleichen Teilen gemischt. 1 gehäufter TL / $^1/_4$ l zur Minutenüberbrühung.

Anwendung

3 × 1 Tasse über 6 Wochen, nach 3wöchiger Pause wiederholen.

XIV. NERVENKUREN

Der Mensch von heute hängt zuviel am Telefon – statt am Busen der Natur.

EUGEN ROTH

1. Nervenkräftigender Tee (Teemischung 25)

wirkt gleichzeitig verdauungskräftigend:

Bitterklee	60 g	– vegetatives Nervensystem kräftigend, verdauungsanregend;
Pfefferminze	20 g	– nervenanregend, Magen- und Gallentätigkeit aktivierend.

Zubereitung

Gemischt, 1 gehäufter TL / $^1/_4$ l zur Minutenüberbrühung.

Anwendung

3 × 1 Tasse als 6-Wochenkur.

2. Nervenberuhigender Tee (Teemischung 26)

Melissenblätter	– harmonisierend, nervöse Beschwerden, Herzklopfen, Schlafstörungen bessernd;
Kamillenblüten	– beruhigend, entkrampfend, gegen Streß, schmerzlindernd;
Johanniskraut	– „Neuropsychotonikum".

Zubereitung

Zu gleichen Teilen gemischt. 2 TL auf $^1/_4$ l, Kalt-Warm-Methode.

Anwendung

1–3 Tassen täglich als 3–6 Wochenkur.

Intensivkur:

Verstärkung der Teewirkung durch Zusatz von 20 Tropfen Haferessenz oder Urtinktur (Avena sativa $\varnothing$) oder/und 1 TL Baldrianessenz oder -Tinktur pro Tasse.

171

3. Schlaffördernder Tee (Teemischung 27)

Hopfenblüten	– schlaffördernd durch Blutableitung in den Bauchraum, beruhigend;
Melissenblätter	– verringern Nervosität, beruhigen Herz und Magen;
Johanniskraut	– Ein- und Durchschlafhilfe, antidepressiv;
Lavendelblüten	– gegen Aufregungen, Schlafstörungen, nervöse Kopfschmerzen, beruhigen Herz und Nerven;
Baldrianwurzeln (Valeriana off.)	– mild schlaffördernd, entspannend, beruhigend, gegen Angst, Reizbarkeit, Überarbeitung.

Zubereitung

Zu gleichen Teilen gemischt. 2 TL / $^1/_4$ l, Kalt-Warm-Methode.

Anwendung

Abends kühl trinken, als 2–3 Monatekur. Falls der bei der Teezubereitung entstehende Baldriangeruch unerwünscht ist, nimmt man den Tee ohne Baldrian, dafür 1 TL Essenz oder Tinktur davon vor Trinken des Tees.

4. Johanniskraut (Hypericum perforatum) (Abb. 12)

Am Waldrand blüht Johanniskraut
Sein Öl heilt jede wunde Haut,
Sein Tee zieht den, der depressiv,
Nervös verstimmt, aus seinem Tief,
Und nimmt das quälend Rundherum
Der Frau im Klimakterium.

Das um „Johanni" goldgelb blühende Kraut ist das Kardinal-Nervenmittel der Mild-Heilkräuterkuren. Es gilt als Neuropsychotonikum. Dementsprechend fördert es Umstimmung und Regeneration des Nervensystems bei nervlichen und bei seelischen Reizuständen, Neurosen, Verstimmungen, Ängstlichkeit, Weinerlichkeit, Zittern usw. Es hilft auch oft bei Neuralgien, Herzneurosen, psychosomatischen

172

Krampf- und Lähmungserscheinungen, auch der Frauenorgane, und bei vorwiegend psychisch bedingten Fehlfunktionen wie Bettnässen. Johanniskraut ist auch angezeigt bei funktionellen Depressionen, Schwarzseherei, melancholischen Bedrängnissen, Unruhezuständen bei Streß- und Konfliktsituationen, Leistungsabfällen und Schlafstörungen. Nach wissenschaftlichen Untersuchungen führt das Kraut zu Besserungen bei Einschlafstörungen zu 100 Prozent und bei Durchschlafstörungen zu 92 Prozent.[11]

Wertvoll ist die Pflanze auch bei verschiedenen hormonellen Unterfunktionen, wie Regelstörungen, und unübertroffen ist sie im Klimakterium, wo sie ihre ganze beruhigende, antidepressive, angstlösende und stimmungsaufhellende Kraft unter Beweis stellen kann. Allerdings tritt diese Wirkung erst nach 8–10 Tagen ein, „dann aber wirklich!" (Dr. R. F. WEISS[3])

Äußerlich ist Johannisöl ein großes Heilmittel, besonders bei Nervenerkrankungen, -entzündungen und -verletzungen, und gilt als „Arnika der Nerven". Siehe S. 213.

Bei Nervenentzündungen trinkt man täglich 2 Tassen des Tees und reibt regelmäßig das Öl auf die schmerzende Stelle. Geduld ist nötig, wird aber meist gut belohnt.

Hauptwirkung

Kardinalnervenmittel zur Umstimmung und Regeneration des Nervensystems. Neuropsychotonikum. Bei psychosomatischen Störungen, besonders auch im Klimakterium.

Beruhigend, antidepressiv, angstlösend, stimmungsaufhellend. Großes Wund- und Heilmittel bei Entzündungen und Verletzungen der Nerven.

Zubereitung

Die frischen, noch nicht ganz aufgeblühten Knospen, bei Sonnenschein gepflückt oder die daraus zubereiteten Essenzen oder Urtinkturen wirken am besten. Weniger günstig sind Produkte aus Trockenpflanzen.

2 TL Frischknospen / $^1/_4$ l überbrühen, bis zur Rotfärbung des Tees ziehenlassen. Ansonst 1 TL Trockenblüten und -blätter / $^1/_4$ l zur Minutenüberbrühung bis Rotfärbung.

Achtung!

Während einer Hypericumkur ist intensive Sonnenbestrahlung zu meiden. Einerseits ist diese bei psychisch-nervösen und bei klimakterischen Belastungen ohnehin nicht günstig, andernteils steigert Johanniskraut oft die Sonnenempfindlichkeit und kann zu Hautreizungen durch Lichtsensibilisierung führen.

Anwendung
Morgens und abends je 1 Tasse als 6-Wochenkur.

Oder
3 × 20 Tropfen der Essenz.

Oder

Anwendungen des Johannisblütenöls

Innerlich
2 × 1 TL einnehmen.

Äußerlich
Die äußerliche Anwendung wird vielfach mit der innerlichen (als Tee oder Essenz oder Öl) kombiniert. Als Heilöl zum Einreiben bei Nerven-(wurzel)entzündungen, Neuralgien (auch Ischiasentzündung, Nerveneinklemmung, Trigeminusneuralgie), Hexenschuß, Rückenschmerzen, rheumatischen Schmerzen, Lymphdrüsenschwellungen, Nervenverletzungen, Krampfadern, Wunden, Brandwunden, Sonnenbrand (S. 213). Weiterhin als Massageöl und Hautpflegeöl bei rauhem Gesicht und rissig-schrundiger Haut.

174

Herstellung des Johannisblütenöls

Johanniskrautblüten, bei Sonnenschein gepflückt, werden in eine Flasche bis oben gefüllt, mit kaltgepreßtem Olivenöl übergossen und überdeckt und 2–3 Wochen lang an einem sonnenreichen oder warmen Platz verschlossen aufbewahrt. Das dann rot gewordene Öl ist durch ein Tuch zu seihen, der Rückstand auszupressen und das Öl kühl und dunkel zu lagern.

5. Antidepressionstee (Teemischung 28)

Wenn tiefere Ursachen von Depressionen in Stoffwechselstörungen liegen, die als Folge von fehlerhaften Nieren-, Darm- und Unterleibsfunktionen auftreten, ist zu empfehlen:

Johanniskraut — gegen funktionelle Depressionen,

Zinnkraut — zur Verbesserung der Nierenfunktion, entgiftend;

Brennessel — zur Verbesserung der arteriellen Durchblutung und Nierenfunktion, entgiftend;

Schafgarbe — zur Verbesserung der venösen Durchblutung und der Darm-, Leber- und Unterleibsfunktionen.

Zubereitung

Zu gleichen Teilen, 2 TL / $^1/_4$ l zur Minutenüberbrühung.

Anwendung

2–3 × 1 Tasse. Außerdem sind Zinnkrautsitzbäder (siehe Nierenkuren) sehr wichtig.

6. Bettnässertee (Teemischung 29)

Johanniskraut	50 g	– nervenkräftigend, zusammenziehend, reizlindernd;
Schafgarbe	30 g	– durchblutungsverbessernd, nervenkräftigend;
Tormentillwurzel	20 g	– schleimhautstraffend, – zusammenziehend, – blasenkräftigend.

Zubereitung

Gemischt, 1 TL / $^1/_4$ l zur Kalt-Warm-Methode, 10 Minuten ziehen lassen.

Anwendung

1 Tasse vor 17 Uhr trinken lassen. Als Blasenkräftigungskur über 3–6 Monate. Abends nur trockene Kost geben. Dieser Tee kann auch mehrmals durch die Mischung Johanniskraut + Zinnkraut (tagsüber 1–2 Tassen) auf 4 Wochen abgelöst werden. Auch bei Bettnässen alter Menschen ist 2 × 1 Tasse zu empfehlen.

7. Hafer (Avena sativa)

Hafer stärkt die Nervenkraft.
HILDEGARD VON BINGEN (1098–1179)

Die frische, grüne, blühende Pflanze zeigt eine allgemein tonisierende, kräftigende, nervlich und psychisch beruhigende, harmonisierende Wirkung. Sie ist bewährt bei Erschöpfungszuständen, nervöser Unruhe, nach geistiger Überforderung, Prüfungsangst, unruhigem Schlaf, nervöser Appetitlosigkeit, nervösem Herzklopfen nach Krankheiten, in der Rekonvaleszenz, bei Wetterfühligkeit. Außerdem hilft sie bei nervlichen Schwächezuständen, sexueller Neurasthenie, nach sexuellen Überforderungen oder Überreizungen, bei kindlicher Ona-

176

nie, krankhaften Samenergüssen (Pollutionen), aber auch bei Alkohol- und Nikotinmißbrauch, und als Hilfe zur Überbrückung von Entziehungserscheinungen bei Opium- und Morphiumsucht.

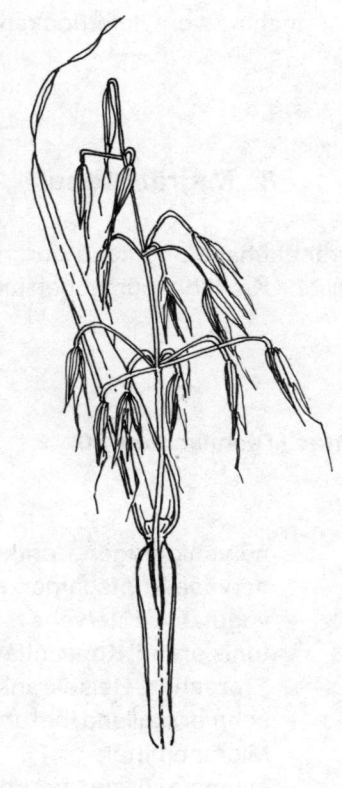

Hafer

Zubereitung

1 EL der frischen blühenden Pflanze / $^1/_4$ l, Minutenüberbrühung, 5 Minuten ziehen lassen.

Anwendung

1–2 Tassen tagsüber verteilt, kleinschluckweise genommen.

Oder

Frischpflanzenessenz 3 × 5–10 Tropfen.

Zur Nikotin-, Alkohol- und anderen Entwöhnung: 5 × 15 Tropfen in warmem Wasser. Bei Schlafstörung von Kleinkindern mit Alpträumen abends 20 Tropfen.

Die regelmäßige Einnahme von Haferflockenspeisen kann unterstützend wirken.

8. Migränetees

Die ärztliche Migränebehandlung kann durch Heilpflanzenanwendungen, die auf mögliche Krankheitsursachen hinzielen, oft gut unterstützt werden:

a) Migräne-Nerventee (Teemischung 30)

Johanniskraut	– nervenkräftigend, entkrampfend, gegen nervöse Kopfschmerzen;
Bitterklee	– vegetatives Nervensystem kräftigend, tonisierend, Kopf entlastend, gegen Übelkeit, Erbrechen, Reisekrankheit;
Steinkleekraut	– schmerzstillend, beruhigend, Gefäß- und Migränemittel;
Melissenblätter	– schmerzstillend, beruhigend, erbrechenverhindernd, krampflösend, Migränemittel.

Zubereitung

Zu gleichen Teilen gemischt, 1 gehäufter TL / $^1/_4$ l als Kalt-Warm-Methode, notfalls Minutenüberbrühung.

Anwendung

3 × 1 Tasse als 3–6 Monatskur.

b) Migräne-Nierentee (Teemischung 31)

Bitterklee	– wie oben;
Berberitzenrinde	– anregend auf Leber-, Gallen- und Nierentätigkeit;
Liebstöckel (Blätter + Wurzeln)	– nierenanregend, harntreibend, krampflösend, auf die Nieren ableitend;
Zinnkraut	– harntreibend, auf die Nieren ableitend.

Zubereitung und *Anwendung* wie a.

c) Migräne-Verdauungstee (Teemischung 32)

Bitterklee	– Verdauungsdrüsen aktivierend, auf den Darm ableitend, Kopf entlastend;
Berberitzenrinde	– wie oben;
Faulbaumrinde	– Peristaltik anregend, auf den Darm ableitend;
Pfefferminzblätter	– Nerven belebend, gegen Kopf- und Nervenschmerzen, Migränemittel.

Zubereitung und *Anwendung* wie a.

Bei den allermeisten Kopfschmerz- und Migräneformen ist die Darmreinigungskur nach F. X. MAYR zu empfehlen. Sie führt in einem sehr hohen Prozentsatz aller Fälle zu entscheidenden Verbesserungen, nicht selten zur Ausheilung. Unterstützend wirken Reibebäder nach KUHNE und richtig gewählte Teemischungen.

Charakteristische Fälle

45. *Köchin,* 52, ist seit Ausbleiben der Monatsblutungen auffallend depressiv, weint ohne ersichtlichen Grund, nimmt alles tragisch, fühlt sich ständig beleidigt und steigert sich in hochgradige *klimakterische Erregungszustände* bis zu wiederholten Androhungen von Selbstmord. Die vom Frauenarzt eingeleitete Hormontherapie behauptet sie nicht zu vertragen, außerdem fürchtet sie, dadurch an Krebs zu erkranken. Anstelle aller Medikamente erhält sie als Langzeitkur Klimaxtee, verstärkt mit Johannisblüten-

Essenz. Außerdem führt sie die Reibebäder nach KUHNE durch und reibt sich abends vor dem Einschlafen die Schläfengegend mit Johannisblütenöl ein. Nach 5monatiger Kur ist sie wieder ganz ausgeglichen.

46. *Unternehmer*, 50, verliert seine Gattin durch Autounfall. Seither leidet er an *hochgradiger Nervosität und Schlafstörungen*. Er nimmt wahllos verschiedenste Psychopharmaka, Beruhigungs- und Schlafmittel ein. Nach 3 Jahren stellt man bei ihm schlechte Leberwerte fest und rät zur größtmöglichen Reduzierung der Medikamente. Seine Versuche, diese wegzulassen, mißlingen jedoch. Er wird im Beruf unleidlich und kann nicht mehr schlafen. Daher erhält er den Rat, systematisch Autosuggestion durchzuführen[13], weiterhin zunächst nur die Tagesmedikamente wegzulassen und auf den Nervenberuhigungstee mit Haferessenz überzugehen. Da dies schließlich gut gelingt, vermindert er allmählich auch die Schlafmitteldosis und nimmt den schlaffördernden Tee. Nach 4 Monaten berichtet er stolz, keine Medikamente mehr zu nehmen und wieder mit seinem Leben zurecht zu kommen.

47. *Kindergärtnerin*, 32, leidet seit Pubertät an starken *Kopfschmerzen* und wöchentlich an *Migräneanfällen* mit Erbrechen, Übelkeit, Lichtunverträglichkeit usw. Dabei muß sie sich im verdunkelten Zimmer hinlegen und ist oft 2 Tage lang dienstunfähig. Trotz nervenärztlicher Behandlung und verschiedener Medikamente tritt keine Besserung ein. Schließlich führt sie eine ambulante 6wöchige Darmreinigungskur nach F. X. MAYR durch, kombiniert mit Migräne-Nierentee und Reibebädern nach KUHNE. Darauf wird ihr Kopf ganz frei. Erst 10 Monate später, im Anschluß an ein Festessen (= Stoffwechselbelastung!), tritt erstmals wieder ein Anfall auf. Darauf fastet sie sofort durch 2 Tage, nimmt wieder Tee und Reibebäder durch 2 Monate und bleibt seither beschwerdefrei.

XV. KRÄUTERKUREN BEI AUGENLEIDEN

Im menschlichen Organismus gibt es keine für sich allein bestehende isolierte Erkrankung. Durch Blut und vegetatives Nervensystem steht alles mit allem in Zusammenhang. Dies gilt auch für die Augen. Ihre Erkrankungen weisen oft auf organferne Ursachen hin. Entzündliche Prozesse der Regenbogenhaut (Iritis), der Aderhaut (Chorioiditis), der Netzhaut (Retinitis) können von beherdeten Zähnen, vereiterten Mandeln oder anderen Störfeldern ausgehen. Andere Augenleiden, wie grauer Star (Katarakt), sind nicht selten Folge von Ernährungsfehlern und Verschlackungen. Abgelagerte Stoffwechselschlacken können die Durchsicht der Linse wie Schmutzstoffe auf einer Fensterscheibe trüben oder eine Einengung des Abflußsystems des Augenkammerwassers bewirken und damit zur Entstehung des grünen Stars (Glaukom) beitragen.

Selbstverständlich ist in jedem Erkrankungsfall die augenärztliche Behandlung unbedingt erforderlich. Dabei wird die lokale Therapie mit Behandlungen etwaiger Grundübel kombiniert. Entschlackungskuren und Ausschaltung etwaiger Störfelder sind oft sehr hilfreich. Auch Heilkräuterkuren können wertvolle Zusatzdienste leisten.

1. Weinraute (Ruta graveolens) (Abb. 29)

> Edel ist die Raute.
> Sie läutert die Sehkraft und
> nimmt die Trübung der Augen...
> Aus der medizinischen Schule von Salerno (11. Jh.)

> Weinraute benimmt die Finstere
> und Dunckelheit der Augen/
> läutert und kläret das Gesicht (Sehvermögen)
> derowegen sie von Bildschnitzern,
> Bildhauern, Mahlern und denen
> so ein scharff Gesicht haben müssen,
> gebraucht wird.
>
> TABERNAEMONTANUS

Die Raute beinhaltet eine sehr wirksame kapillaraktive Substanz, das Permeabilitätsvitamin Rutin. Dieses verbessert die Durchblutung von Kapillaren und Venen, weshalb die Raute Blutandrang und Stauungen beseitigt, wie Venenstauungen in den Beinen, im Unterleib, im Bauchraum und insbesondere im Kopf. Krampfadern, Thrombosen, Hämorrhoiden, Pfortaderstauungen und die verbreiteten Durchblutungsstörungen im Gehirn und in den Augen sind die wichtigsten Anwendungsgebiete dieser Pflanze.

Die Raute wirkt bei rascher Ermüdung der Augen, allgemeiner Augenschwäche, verminderter Sehkraft, tränenden Augen, Lidrandentzündung, Erschlaffung der Augenlider, wird aber auch als Zusatztherapie bei grauem und grünem Star empfohlen.

Die Pflanze wurde in Japan nach den Atomangriffen angewendet. Mit ihr gelang es am besten, die bei Überlebenden aufgetretenen heftigen Hautblutungen einzuschränken oder ganz zu beseitigen. Die Raute fördert außerdem bei krampfhaften und zu schwachen Menstruationsblutungen den Wiedereintritt normaler Perioden, weshalb sie aus Vorsichtsgründen während der Schwangerschaft nicht eingenommen werden soll.

Hauptwirkung

Verbesserung der Kapillaraktivität und Beseitigung venöser Stauungen. Bei Durchblutungsstörungen in Gehirn und Augen, Bindehautentzündung, Augenschwäche und als Zusatztherapie bei verschiedenen Augenleiden. Bei Krampfadern und ausbleibender oder fehlender Periode.

Zubereitung

1 TL / $^1/_4$ l, Minutenüberbrühung.

Anwendung

Innerlich 2–3 × 1 Tasse; äußerlich siehe Augentee.

182

2. Augentrost (Euphrasia officinalis) (Abb. 24)

Augentrost und Raute machen,
daß der Mensch sieht scharf die Sachen.

Der ebenfalls seit altersher als Volksheilmittel bewährte Augentrost wird innerlich als Tee und äußerlich als Umschlag gegen Augenleiden und allgemeine Augenschwäche verwendet. Augentrost und Weinraute verbessern die Durchblutung und hemmen entzündliche Veränderungen der Augen. Während die Hauptwirkung der Raute in der Verbesserung der Kapillaraktivität (Durchblutungsförderung) besteht, bekämpft Augentrost wirksamer die entzündlichen Veränderungen. Dementsprechend hat sich die Euphrasia besonders bei entzündlichen Veränderungen des Auges bewährt, bei akuten und chronischen Bindehautentzündungen, bei Tränen und Überlaufen der Augen, bei Schwellungen und frischen Verletzungen der Hornhaut, bei Augenschwäche, Sehstörungen usw.

Außerdem ist Augentrost ein bewährtes Magenmittel. KNEIPP nannte ihn daher auch „Magentrost".

Hauptwirkung

Entzündungshemmendes und durchblutungsförderndes Augen- und Magenmittel. Bei Augenschwäche, Bindehautentzündung, Magenkatarrhen, Übersäuerung.

Zubereitung

1 TL / $^1/_4$ l zur Minutenüberbrühung.

Anwendung

a) innerlich 3 × 1 Tasse oder 3 × 20 Tropfen der Essenz;
b) äußerlich siehe Augentee.

3. Augentee (Teemischung 33)

Dieser Tee beinhaltet auch den Samen von *Fenchel* (Foeniculum vulgare), der nicht nur krampflösend, verdauungsanregend, antibakteriell und blähungswidrig wirkt, sondern sich außerdem seit altersher als Augenhilfe bewährt hat. Fenchel macht nach der berühmten Schule von Salerno das Sehvermögen wieder scharf (lumen reddit acutum).

Augentrost	30 g	– gegen entzündliche Augenveränderungen, durchblutungsverbessernd;
Weinraute	30 g	– durchblutungsfördernd, gegen Augenschwäche;
Fenchelsamen	40 g	– Sehvermögen bessernd, gegen Augenschwäche.

Zubereitung

Gut gemischt 1 TL / $^1/_4$ l, Minutenüberbrühung.

Anwendung

a) **innerlich:** 2 × 1 Tasse.

b) **äußerlich:**

Für äußere Anwendungen muß der jeweilige Tee jedesmal frisch zubereitet sein und darf nur die Sekundenüberbrühung erhalten, da sonst eventuell unangenehme Reaktionen (Reizungen) entstehen. Anwendungsmöglichkeiten sind:

* Waschungen der Augen.
* Umschläge: kleine Lappen oder Papiertaschentücher in lauwarmem Tee tränken und 20 Minuten auflegen. Von Zeit zu Zeit erneuern. Oder:
* Nachtumschlag: feuchte Auflage mit Binde fixieren und über Nacht einwirken lassen.
* Augenbad: Augenbadeschale (Sanitätsgeschäft) mit lauwarmem Tee füllen, Kopf abwärts neigen, volle Schale anpressen, Auge im Tee mehrmals öffnen und schließen.
* Bitterelixierauflage siehe Teil 3.

4. Salbei (Salvia officinalis) (Abb. 2)

Bei entzündeten, geröteten Augenrändern und Augenlidern, die durch lange Autofahrten, Sonneneinwirkung, Zugluft usw. gereizt sind, hilft mehrmaliges Spülen der Augen mit Salbei.

5. Kieselkräutertee (Teemischung 34)

Bestehen Hinweise für Kieselsäuremängel (siehe Hautkuren), dann empfiehlt sich die Kombination der jeweiligen Augenbehandlung mit Einnahme des dort beschriebenen Kieselkräutertees.

Charakteristische Fälle

48. *Apotheker*, 36, asthenischer Typ, magenempfindlich, kränkelt seit Jahren an extrem *empfindlichen Augen*. Trotz ständigen Tragens dunkler Brillen verursachen windiges Wetter, Zugluft, Klimaanlagen, Autofahrten usw. rasch düsterrote Augen, *Lidschwellungen* und hochgradige *Lichtempfindlichkeit*. Die große Zahl der ihm zur Verfügung stehenden Augenmittel hat er durchprobiert, ohne Erfolg, wie er erklärt.

Anläßlich einer neuerlichen schweren Attacke erhält er Augentee sowie die Essenzen von Augentrost (morgens 20 Tropfen innerlich), Kalmus (mittags 20 Tropfen) und Weinraute (abends 20 Tropfen). Außerdem legt er sich noch abends vor dem Einschlafen Kompressen des Augentees auf. (Das macht der Patient in solchen Situationen sehr gerne und ist für diese Wohltat nur dankbar!)

Nach wenigen Tagen bilden sich – ungewöhnlich schnell – die Entzündungen zurück, Rötung, Schwellung und Lichtscheu schwinden und bleiben bei weiterer Fortsetzung der Heilpflanzenkur nahezu völlig aus.

49. *Pensionärin,* 64, Teilnehmerin an einem Kräuterkurs, steht wegen *grünen Stars* in fachärztlicher Behandlung. Als sie von den Wirkungen der Raute und des Augentrostes erfährt, nimmt sie diese als Tee und als abendlichen Umschlag. Nach 3 Monaten konsequenter Durchführung schreibt sie, daß sie Sehstörungen, Schwindelzustände und zeitweilige arge Augenschmerzen völlig verloren habe und der Augendruck zum Erstaunen des Augenarztes entscheidend verbessert sei.

50. *Beamtin,* 50, leidet seit Jahren an zunehmender *Augenmüdigkeit* und *Sehschwäche*. Sie sucht mehrere Augenärzte auf. Die ihr verordneten Brillen scheinen zwar zu passen, aber schon nach kurzem Aktenstudium muß sie unterbrechen. Die Augen schmerzen und tränen, so daß sie ihre Arbeit nicht rechtzeitig erledigen kann. Sie ist verzweifelt. Schließlich führt sie eine ambulante Entschlackungskur nach F. X. MAYR durch. Dabei trinkt sie den Augentee, macht abendliche Augenumschläge und nimmt im Büro bei Bedarf auf einige Minuten das Augenbad. Schon nach einer Woche berichtet sie glücklich, sie könne wieder viel besser und ohne zu unterbrechen arbeiten.

XVI. HAUTKUREN

Die gesunde Haut besitzt eine samtartige, glatte, dichte und prall elastische Beschaffenheit. Gifte verschiedener Art, Erb-, Infektions- und Suchtgifte, gewisse Medikamente usw. verändern bei längerer Einwirkung die Merkmale der gesunden Haut und hinterlassen charakteristische Spuren. Eine Hauptrolle unter den Hautschädigern spielen Stoffwechselgifte, die bei schlechter Funktion der Stoffwechselorgane, insbesondere des Darms (Darmgärung, Darmträgheit), der Leber und der Nieren, entstehen. Bei solchen Mangel- und Fehlfunktionen wird die Haut in Mitleidenschaft gezogen, da sie als „dritte Niere" über Hautatmung, Ausdünstung und Schweiß vermehrte Mengen von Giftstoffen auszuscheiden erhält.

Ein Ausschlag ist somit meist wirklich ein Aus-schlag, d. h. eine Erkrankung, die von innen nach außen „aus-schlägt". Daher stellt eine bloße Therapie erkrankter Hautstellen mit Salben, Tinkturen und Mixturen oft ein „Weinen am falschen Grab" dar, ein Bemühen an falscher Stelle, da sich die Erkrankungsursache anderswo, sehr oft z. B. im gestörten Stoffwechsel, befindet. Für viele Hautleiden ist daher eine durchgreifende Stoffwechselbehandlung durch Fasten- und Darmreinigungskuren die wirksamste Kur. Weiterhin gibt es bestimmte homöopathische Arzneien und Heilpflanzen, die auf den gestörten Stoffwechsel so entgiftend und regulierend einwirken, daß sie zahlreiche Hautleiden auskurieren können.

Auch verschiedene Mangelerscheinungen bewirken Schwächung, Alterung und schließlich Erkrankung der Haut. Ein unentbehrlicher Bestandteil von Bindegewebe, Schleimhaut und Haut ist Kieselsäure. Ihr Gehalt ist bei allgemeinen Mineralmangelzuständen, bei kieselsäurearmer Kost, d. h. bei Mangel an Vollwertgetreide, wie Hirse, Buchweizen, Hafer, und nach Infekten verringert. Außerdem vermindert sich der Kieselsäuregehalt des Organismus, besonders der Haut, mit zunehmenden Alter.

Hinweise für Mangel an Kieselsäure sind:

Nachlassen der Elastizität, Spann- und Widerstandskraft der Haut; Welken bis Vergreisen der Haut; eventuell auch Juckreiz; Dünn- und

Brüchigwerden der Nägel; Aufsplittern, Substanzverlust und Ausfallen der Haare.

Kieselkräuter-Tee (Teemischung 34)

Zinnkraut	30 g	– kieselsäurereich, gewebefestigend; – harntreibend, gegen Hautausschläge.
Hohlzahn (Galeopsis tetr.)	20 g	– kieselsäurereich, bronchial- und darmwirksam, gegen Furunkulose;
Vogelknöterich (Polygon. avicul.)	20 g	– kieselsäurereich, magen-darm-nierenwirksam;
Lungenkraut (Pulmonaria off.)	20 g	– kieselsäurereich, gewebefestigend, luftwege- und lungenkräftigend;
Queckenwurzel (Agropyron rep.)	10 g	– kieselsäurereich, blutreinigend, harntreibend, gegen Hautausschläge:

Zubereitung

Gut gemischt, 1 gehäufter TL / $^{1}/_{4}$ l, Kalt-Warm-Methode, dabei soll aber der Tee 15 Minuten bei kleiner Flamme kochen (köcheln), damit die Kieselsäure ganz in den Tee übergeht.

Anwendung

1–2 × 1 Tasse als Grundtee zur Zustandsverbesserung von Haut, Haaren und Nägeln. Auch zur Kräftigung der Augen als Unterstützung von Augenkuren (S. 181).

Hauterkrankungen bieten eine solche Fülle an Varianten, daß allgemeingültige Ratschläge zu bestimmten Teesorten nicht möglich sind. Auch für Hautleiden gilt die Warnung vor Selbstbehandlungen und die Notwendigkeit ärztlicher Konsultation. Als Hinweise für den interessierten Arzt seien angeführt:

A) Akute Hautleiden

1. Ekzemtee akut (Teemischung 35)

Klette kämpft wider grindige und aussätzige Haut.
HILDEGARD VON BINGEN (1098–1179)

Zur Unterstützung bei akuten Hautausschlägen, Akne usw.

Klettenwurzel (Arctium lappa)	– bei juckenden, nässenden und borkigen Ausschlägen, Milchschorf, Furunkulose;
Berberitzenrinde	– gegen Ekzeme, besonders bei gleichzeitigen Leber-Gallen- Nierenschäden, bei farblosen (acholischen) Stühlen;
Brennesselkraut	– gegen nesselsuchtartige, juckende Ausschläge, Hautüberempfindlichkeit (auch als Einzeltee 3 × 1–2 Tassen);
Stiefmütterchenkraut (Viola tricolor)	– gegen nässende und trockene, auch juckende Ausschläge, Milchschorf, Eiterpusteln. Hauptmittel bei Hauterkrankungen durch Eiweißüberkonsum;
Walnußblätter	– gegen hartnäckige chronische Hautausschläge, juckende Haut, Pickel. Wirkung durch Lymphentgiftung (siehe Mundkuren!).

Zubereitung

Zu gleichen Teilen gemischt, 1 gehäufter TL / $^1/_4$ l für Kalt-Warm-Methode.

Anwendung

3 × 1 Tasse über 6–8 Wochen. Bei schlechter Eiweißverdauung siehe auch Tafel III.

2. Aknetee (Teemischung 36)

Queckenwurzel	– blutreinigend, gegen Drüsenstörungen, Akne;
Salbeiblätter	– Regulationsmittel für Hautsekretion, desinfizierend, stoffwechselanregend;
Alantwurzel	– blutreinigend, stoffwechselsteigernd, Ausscheidungsmittel;
Klettenwurzel	– blutreinigend bei Hauterkrankungen, Akne, Furunkeln.

Zubereitung und *Anwendung*

Wie oben. Dieser Tee kann im Wechsel mit der Teemischug 35 jeweils als 6-Wochenkur genommen werden. Schweinefleisch und Zucker verboten!

3. Äußere Behandlungsmöglichkeiten

Bei akuten nässenden Ekzemen sind meist feuchte Umschläge angezeigt. Ein Leinen-(Wickel-)tuch wird in den Tee getaucht, feucht auf die kranke Stelle gelegt und mit einem trockenen Tuch bedeckt, damit der Umschlag gut abdunsten kann. Undurchlässige Gewebe wie Plastik dürfen nie auf-, wohl aber untergelegt werden, um Fleckenbildung zu vermeiden.

a) Eichenrindenumschlag

1–2 EL der zerkleinerten Eichenrinde werden mit $1/2$ l Wasser durch 15 Minuten gekocht, dann abgegossen und durchgesiebt. Das ist die Umschlagflüssigkeit für den ganzen Tag. Nach Abkühlen werden die Wickeltücher für den Umschlag eingetaucht. Die Tücher sind wiederholt zu wechseln.

Die reizlindernden, entquellenden und entzündungswidrigen Bestandteile des Tees helfen bei vielen Hauterkrankungen, besonders bei nässenden Ekzemen, auch um ein Unterschenkelgeschwür (Ulcus cruris) herum, bei entzündlichen Augenerkrankungen, entzündlichen Hämorrhoiden (S. 115), Mastdarmfissuren, rissiger Haut, Frostbeulen, Brandwunden, Eiterungen und bei Schweißfüßen.

Bei Achselschweiß ist mehrmaliges tägliches Waschen mit dem Tee hilfreich.

b) Käsepappel- oder Wegmalvenumschlag

1–2 EL Käsepappelblätter auf $^1/_2$ l handwarmes Wasser über Nacht stehenlassen und morgens abseihen (Kaltaufguß). Wickeltücher eintauchen und auflegen. Die Malve mildert durch ihre Schleim- und Gerbstoffe Entzündungen und Juckreiz, glättet und weicht spröde, rissige Haut wohltuend auf, schützt die Hautoberfläche, entgiftet und fördert die Bildung einer frischen Haut.

c) Äußere Aknebehandlung

Tormentillessenz zum Betupfen (auch gut auf Fieberblasen und Mundaphten) und als Gesichtswasser.

Tormentillcreme als Tagespflege.

3. Furunkulosetee nach R. F. Weiss[6] (Teemischung 37)

Brennesselblätter	– blutreinigend, gegen empfindliche Haut;
Löwenzahnwurzeln u. -blätter	– blutreinigend, entgiftend, Leber- und Nierenfunktion steigernd;
Hagebuttenfrüchte (Rosa canina)	– blutreinigend, harntreibend, Vitamin-C-Gehalt;
Faulbaumrinde (Rhamnus frangula)	– blutreinigend, abführend, umstimmend, entgiftend;
Anis	– entkrampfend, entgiftend, entblähend.

Zubereitung
Zu gleichen Teilen gemischt, 2 TL auf $^1/_4$ l, Kalt-Warm-Methode.

Anwendung

Morgens und abends 1 Tasse über 2–3 Monate.

Lokale (Abszeß-)Furunkel-Behandlung

1–2 EL zerstoßene *Bockshornklee-Samen* (Semen Foenugraeci) werden mit einem Mulltuch umwickelt, so daß ein mit Samen gefülltes Säckchen entsteht. Dieses wird 1 Minute in fast kochendes Wasser gehängt, kurz abtropfen lassen und so heiß wie gerade noch vertragen auf die kranke Stelle aufgelegt oder mit einem Leinentuch 1–2 Stunden lang aufgebunden. Mehrmals wiederholt, zeigt es hervorragende erweichende, entzündungsrückbildende, heilungsfördernde Wirkung bei Furunkeln, Karbunkeln, Fingerwurm (Panaritium), Drüsenschwellungen, eitrigen Geschwüren und vielen hitzenden Hautveränderungen.

B) Chronische Hautleiden

1. Ekzemtee chronisch (Teemischung 38)

Birkenrinde	– die Rinde ist bei chronischen Hautleiden hilfreich, vor allem durch Ableitung auf die Nieren;
Berberitzenrinde	– gegen Ekzeme, siehe Ekzemtee akut;
Seifenkrautwurzel	– gegen hartnäckige Hautstörungen, Ekzeme, Furunkulose, schuppende Flechten durch intensive Stoffwechselumstimmung;
Walnußblätter	– lymphentgiftend, bei herpesartigen Ausschlägen, Ekzem und Akne.

Zubereitung

Zu gleichen Teilen gemischt, 1 gehäufter TL auf $^1/_4$ l, mit Kalt-Warm-Methode.

Anwendung

2 × 1 Tasse über 2–3 Monate.

2. Psoriasistee (Teemischung 39)

Bitterklee	– fördert Magensaft- und Fermentbildung, gegen Folgen schlechter Verdauung, kräftigend;
Zinnkraut	– wirkt als Stoffwechsel-Biokatalysator und als Hautkräftiger (Kieselsäure!), auch gegen Hautjucken;
Wacholder	– tonisiert den Gesamtstoffwechsel besonders beim Astheniker, blutreinigend, harntreibend;
Eichenrinde	– adstringiert bei Gewebeschwäche und Hautleiden;
Seifenkrautwurzel	– gegen hartnäckige Hautleiden, schuppende Flechten, Stoffwechselumstimmer;
Stiefmütterchen	– Hautheilmittel, gegen akute und chronische Ausschläge, stoffwechselaktivierend, blutreinigend.

Zubereitung

Zu gleichen Teilen gemischt, 2 TL auf $^1/_4$ l, Kalt-Warm-Methode.

Anwendung

2 × 1 Tasse über mindestens 3–4 Monate.

3. Äußere Anwendung bei Schuppenflechte

a) Eichenrindenumschlag

Wie bei akuten Hautleiden.

b) Einreibung

Frisches Leinöl und frisches Johannisblütenöl werden zu gleichen Teilen gemischt. Damit lassen sich die schuppenden Bezirke wohltuend behandeln.

4. Frischpflanzenessenzen

Alle angeführten Teeanwendungen können zusätzlich durch entsprechende Frischpflanzenessenzen verstärkt werden. In jedem Fall ist individuell vorzugehen und tunlichst die tiefere, dem Hautleiden zugrundeliegende Störung zu behandeln.

XVII. HAARKUREN

Die Zahl der heute angebotenen Haarwuchs- und Haarpflegemittel ist enorm. Die Wirkung all dieser „Elixiere" hängt davon ab, ob sie die Ursache von Störungen des Haarwuchses zu beheben oder abzuschwächen vermögen. Immer spielt die Durchblutung der Kopfhaut und die Beschaffenheit des Blutes eine große Rolle, weil diese die Haarpapillen ernährt, von denen der Zustand und die Wuchskraft des Haares abhängen. Beeinträchtigungen erfolgen durch Störungen des Stoffwechsels, durch Giftstoffe (Darmgifte, Umweltgifte, Infektionsgifte), hormonelle Komponenten, Mangelzustände an Kieselsäure, Eisen und anderen Mineralstoffen, an Vitaminen (B-Komplex) usw. An Heilkräutern kommen in Betracht:

1. Brennessel (Urtica dioica)

Brennesseltee innerlich genommen besitzt stoffwechselfördernde und blutbildende Eigenschaften, die u. a. das Haarwachstum fördern und die Bildung von Kopfschuppen behindern. Die Wirkungen des Tees lassen sich durch gleichzeitige äußere Anwendungen der Brennessel erheblich verstärken.

Zubereitung
Brennessel*kraut* siehe Brennesseltee-Kur.
Brennesselwurzeln mit Kalt-Warm-Methode zubereiten, 3 Minuten lang ziehen lassen.

Anwendung
Innerlich: 2 × 2 Tassen über 8 Wochen.
Äußerlich: Kopfwaschen mit Brennessel*kraut*-Tee im Wechsel mit Brennessel*wurzel*-Tee.

2. Birke (Betula pendula)

Innerlich kann man 2 × 1–2 EL Saft auf $^1/_4$ l Wasser trinken (nie unverdünnt!). Dazu morgens und abends Einreiben der Kopfhaut als Haarpflege- und Haarwuchsmittel.

Oder

Birkenblätter und Brennesselblätter zu gleichen Teilen gemischt als Tee zum Einreiben des Haarbodens verwenden.

3. Kieselkräutertee (Teemischung 34)

Liegt die Hauptursache der Störung des Haarzustandes im heute verbreiteten Mangel an Kieselsäure, dann ist der auf S. 187 beschriebene Kieselsäuretee innerlich und zum Haarspülen nach Kopfwäsche hilfreich.

4. Haarkurtee (Teemischung 40)

In vielen Fällen sind außer Kieselsäure noch andere Wirkstoffe nötig wie Eisen (aus Brennessel); oder kopfhautdurchblutende Substanzen (aus Rosmarin); oder haarkräftigende Stoffe (aus Klettenwurzel oder Zinnkraut):

Brennessel	– Haarwuchs- und Pflegemittel, gegen Kopfschuppen und Haarausfall, eisenhaltig;
Zinnkraut	– reich an Haaraufbaustoffen, besonders an Kieselsäure, wichtiges Mittel gegen Haarausfall;
Rosmarin	– Kopfhaut- und Haarbodendurchblutung verbessernd;
Klettenwurzel (Arctium lappa)	– Haarwuchsmittel, gegen Kopfschuppen und Hautausschläge.

Zubereitung

Zu gleichen Teilen gemischt, 1 EL auf $^1/_2$ l, Kalt-Warm-Methode.

Anwendung

Mindestens 8 Wochen lang 2–3 Tassen täglich schluckweise. Dazu immer äußere Anwendungen, siehe Brennessel oder Birke!

5. Natürliches Haarwaschmittel

1 TL Rhizinusöl mit 1 Eidotter vermischen und damit die Kopfhaut intensiv behandeln. 20 Minuten einwirken (und eintrocknen) lassen; danach mehrmals(!) mit lauwarmem Kamillentee spülen. Besonders geeignet bei fettem Haar, Kopfschuppen und Haarausfall.

6. Haarwasseressenz-Kombination

Zinnkrautessenz	40 g
Brennesselessenz	20 g
Klettenwurzelessenz	20 g
Arnikaessenz	20 g
Rosmarinöl	3 Tropfen

Die Essenzen werden gemischt und das Rosmarinöl darin aufgelöst. Geeignet bei Schuppen, entzündlicher und fetter Kopfhaut. Bei täglicher Anwendung wirkt es sanft desinfizierend, durchblutungsverbessernd, hemmend auf übermäßige Talgdrüsenabsonderung und regenerierend auf Kopfhaut und Haarwachstum.

Charakteristische Fälle

51. *Krankenschwester,* 43, leidet an massivem *Haarausfall.* Sie verliert im Anschluß an eine in Asien erworbene Typhuserkrankung so stark ihr Haar, daß sie ständig eine Perücke tragen muß. Sie trinkt den Haarkurtee im Wechsel mit dem Kieselkräutertee und wäscht ihren Kopf fleißig mit Brennesselkraut- und -wurzeltee. Nach 10 Wochen braucht sie keine Perücke mehr zu tragen. (So erfolgreich ist leider nicht jeder Fall! Die Ergebnisse hängen von Ursache und Dauer des Haarausfalles ab.)

52. *Schauspieler,* 24, ist verzweifelt, da er plötzlich seine schönen schwarzen *Haare* büschelweise *verliert.* Er nimmt morgens 30 Tropfen Rosmarinessenz, mittags 30 Tropfen Klettenwurzelessenz, abends 30 Tropfen Zinnkrautessenz, dazu den Haarkurtee und gründliche äußerliche Anwendung der Brennessel. Nach 8 Wochen ist er glücklich, der Haarausfall ist gestoppt, die Kopfhaut ohne Schuppen und, wie er dankbar sagt, „die Wolle wächst wieder"!

XVIII. GELENK-, RHEUMA- UND GICHTKUREN

Die Therapie von Gelenkleiden und Erkrankungen des rheumatisch-gichtisch-neuralgischen Formenkreises gehört in ärztliche Hand. Dabei kommt der Ausschaltung möglicher Krankheitsherde, wie eitriger Mandeln, Zähne, Nebenhöhlenprozesse usw., große Bedeutung zu. Enorm hilfreich sind auch strikte diätetische Maßnahmen, wie Fasten-Entschlackungskuren und eine anschließende basenreiche, an tierischem Eiweiß arme Kost. Heilpflanzen können diese Therapien wirkungsvoll unterstützen. In Betracht kommen vor allem:

A) Rheumagrundkur

Sie unterstützt die sonstige Therapie bei degenerativen, schrumpfenden und knorpeldestruktiven Veränderungen der Gelenke und bei bandscheibenverschmälernden Vorgängen bei Wirbelsäulen- und Bandscheibenleiden. Die sogenannte Rheumagrundkur besteht aus 3 Teilen:

1. Rheuma-Ausscheidungstee (Teemischung 41)

Er zielt auf Abbau und Ausscheidung rheumatischer Ablagerungen und Stoffwechselschlacken aus dem Körper.

Berberitzenrinde	20 g	– entzündungswidrig, gegen Gicht, Rheuma, Arthrosis deformans, Spondylopathien;
Alpenrose	30 g	– umstimmend, entzündungswidrig, schweißtreibend, gegen Muskel- und Gelenkrheuma;
Brennesselkraut	40 g	– schlackenausschwemmend, mineralhaushaltregulierend, antirheumatisch;
Seifenkraut	10 g	– Kardinalumstimmungsmittel.

Zubereitung

1 gehäufter TL auf $^1/_4$ l, Kalt-Warmmethode.

Anwendung

Täglich morgens 1–2 Tassen schluckweise, als 6 Monatskur. Immer in täglichem Wechsel mit:

2. Rheuma-Gewebeaufbautee (Teemischung 42)

Dieser unterstützt – wo noch möglich – die Geweberegeneration und den Wiederaufbau beschädigter Strukturen.

Rosmarin	20 g	– zirkulationsfördernd bei schlecht durchbluteten Gelenken;
Klettenwurzel	20 g	– Regeneration fördernd, antidyskratisch;
Beinwurz	30 g	– zellgeweberegenerierend, Knochen-Knorpel-Sehnen- struktur verbessernd;
Zinnkraut	30 g	– elastizitätsverbessernd, gewebestraffend.

Zubereitung

Wie oben.

Anwendung

Täglich abends 1(–2) Tassen (in Kombination mit 1).

3. Lokalbehandlung mit Beinwurz

a) Mit Beinwurzsalbe (siehe Mastdarmkuren) die befallene Region einreiben oder einmassieren
oder
b) Beinwurz-Mehlauflage (siehe Regenerationskuren bei Wunden) auf das erkrankte Gelenk. Auch bei Knochenverformungen, Hök-kerbildung, Fußabknickung wie Hallux valgus ist Beinwurz lokal günstig.

B) Kur bei Nervenwurzelreizung, Ischiasentzündung

1. Nervenwurzeltee (Teemischung 43)

Holunderfrüchte	20 g	– antineuralgisch, antirheumatisch;
Johanniskrautblüten	20 g	– nervenberuhigend, aufbauend, entzündungswidrig;
Alpenrosenblätter	30 g	– entzündungswidrig, schmerzlindernd;
Weidenrinde	30 g	antirheumatisch, schmerzlindernd.

Zubereitung

Wie Rheuma-Ausscheidungstee.

Anwendung

Täglich 2 Tassen tagsüber verteilt.

2. Lokalbehandlung

Abreibung mit Lavendelwasser (etwa 40prozentig) im Wechsel mit Rosmarinsalbe. Bei Unverträglichkeit auf Heublumenanwendungen übergehen. Bei Ischiasentzündung ist günstiger:

Abreibung mit Arnikaessenz (oder -spiritus) im Wechsel mit Arnikasalbe oder Heublumenpackung; oder Einreiben mit Johannisblütenöl (S. 173).

C) Kur bei Weichteilrheuma, Myalgien, Gelosen

1. Weichteilentschlackungstee (Teemischung 44)

Wacholderholz (oder -beeren)	20 g	– antirheumatisch, ausscheidungsfördernd, entzündungswidrig;
Klettenwurzeln	20 g	– antidyskratisch, regenerationsfördernd;
Birkenblätter	30 g	– antirheumatisch, ausleitend, entwässernd;
Weidenrinde	30 g	– schmerzlindernd, antirheumatisch, entzündungswidrig.

Zubereitung
Wie oben.

Anwendung
Täglich 2 Tassen über 8–10 Wochen.

2. Lokalbehandlung

Einreibung (Massage) mit Arnikasalbe, eventuell auch Heublumen-bäder oder -packungen.

D) Kleine Rheumakuren

Für 3–5wöchige antirheumatische Teekuren eignen sich grundsätzlich alle blutreinigenden, harntreibenden, stoffwechselaktivierenden und entgiftenden Kräuter, die schon unter Blutreinigungs- und Nierenkuren besprochen worden sind. Dazu kommen noch die in diesem Kapitel in Mischungen angeführten Pflanzen, die als Solisten oder in individuellen Kombinationen durch einige Wochen als „Haus-

Rheumatee" immer wieder genommen werden können. Dabei kann man als Verstärker in den Tee jeweils 1 TL Schwedenbitter oder Bitterelixier-individual (Teil 3) geben, z.B. Zinnkraut + Brennessel + Bitterelixier (S. 237). Für kleine Rheumakuren eignen sich auch Birkenblätter als Tee und Bäder (S. 124) sowie

Spargel (Asparagus officinalis)

In Spargelgegenden ist eine Kur mit diesem wertvollen Gemüse auch heute noch sehr verbreitet, wobei mit Recht die harntreibende,

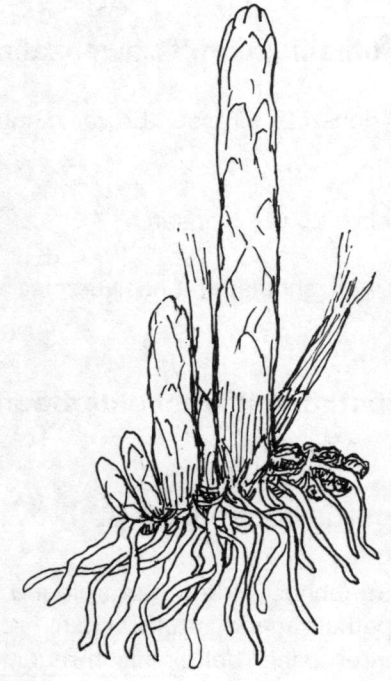

Spargel

gichtwidrige und antirheumatische Wirkung gelobt wird. Besser als der verzehrte gekochte Spargel ist allerdings der Spargeltee:

Zubereitung
60 g frischer ungekochter Spargel auf 1 l Wasser für Kaltansatz.

Anwendung
Täglich 1 l Tee trinken.

E) Frühjahrs- und Herbstkur für Rheumatiker

Als Vorsorge- und Nachsorgekuren sind dem Rheumatiker alljährlich zu empfehlen:

1. Frühjahrskur mit Löwenzahn

a) täglich durch 3 Wochen 2–3 Tassen Löwenzahntee (siehe Frühjahrskuren)
oder
b) täglich 2–3 EL frischen Löwenzahnsaft
oder
c) täglich frischen Löwenzahnblätter- und -wurzelsalat essen.

2. Herbstkur mit Wacholderbeeren

Wacholder (Juniperus communis) (Abb. 27)

Die Beeren des Strauches wirken harntreibend, desinfizierend, magenstärkend, appetitanregend, stoffwechselfördernd und antirheumatisch. Sie werden daher bei gichtisch-rheumatisch-neuralgischen Erkrankungsformen, Weichteilrheuma, Gelenkleiden (Arthrosen) empfohlen, insbesondere für regelmäßige Herbstkuren.

Zubereitung

10–15 gestoßene Wacholderbeeren auf $^1/_4$ l als Minutenüberbrühung.

Anwendung

1 Tasse übertags verteilt durch 3 Wochen.

Oder

Täglich 2–4 Wacholderbeeren gründlich kauen und aussaugen. (Die Wacholderbeerenkur mit ansteigender Beerenzahl (bis zu 15) führt gelegentlich zu Nierenreizungen, weshalb davon abgeraten wird. Bei den oben angegebenen Anwendungsformen gibt es keine Nachteile.)

Nach den 3wöchigen Löwenzahn- und Wacholderbeerkuren fühlen sich die meisten Rheumatiker sichtlich wohler. Schmerzen lassen nach, die Beweglichkeit verbessert sich, Steifheit und Neigung zu neuen Schüben sind verringert.

Charakteristische Fälle

53. *Hausfrau,* 42, leidet seit 2 Jahren an schmerzhaften *rheumatischen Gelenkveränderungen* an den Händen, die sich verformen. Die meisten Medikamente, die sie deshalb erhält, verträgt sie nicht. Darauf führt sie eine Darmreinigungskur nach F. X. MAYR durch, während der plötzlich heftige Zahnschmerzen auftreten (Herdaktivierung durch die Kur). Es müssen 2 im Röntgen unauffällige schmerzende Zähne gezogen werden, deren Wurzeln bereits vereitert sind. Nach der 6wöchigen Kur fühlt sie sich allgemein und an den Händen unvergleichlich wohler. Nun führt sie seit 3 Jahren regelmäßig die beschriebene Rheumagrundkur sowie die Frühjahrs- und Herbstkur durch. Seither sind keine rheumatischen Schübe mehr aufgetreten, der Zustand der Hände hat sich deutlich verbessert.

54. *Geschäftsfrau,* 35, übergewichtig, leidet an dauernden *rheumatischen Weichteilschmerzen,* besonders an Oberschenkeln und am ganzen Rücken. Die Gewebe sind stark verspannt und voller *Gelosen.* Fingerdruck oder gar Massagegriffe werden als sehr schmerzhaft empfunden. Sie erhält eine 4wöchige Fasten- und Diätkur, kombiniert mit anfangs sehr zarten, später zunehmend härteren Massagen und Weichteilentschlackungstee. Dabei nimmt sie 9 kg an Gewicht ab und verliert ihre Beschwerden ganz. Seither wendet sie regelmäßig immer wieder „kleine Rheumakuren" und Weichteilentschlackungstee an. Damit bleibt sie beschwerdefrei.

XIX. FUSS- UND BEINKUREN

Fuß- und Beinbeschwerden besitzen verschiedenste Ursachen. Sie werden oft durch orthopädisch zu behandelnde Senk-Spreizfüße hervorgerufen; oft durch Ödeme als Folge von Stoffwechsel-, Nieren- oder Herz-Kreislaufstörungen; häufig durch Überbelastung der Gelenke bei Übergewicht. Venenentzündungen und die gefährlichen Thrombosen (Blutpfröpfe) entstehen leicht bei Blutverdickung, die ihrerseits durch dauernden Überkonsum von tierischem Eiweiß gefördert wird. Gichtisch-rheumatische und degenerative Gelenkveränderungen an den Beinen sind oft Auswirkungen von Stoffwechselschäden, meist durch Fehlernährung, weshalb stets die Behandlung des jeweiligen Grundübels erforderlich ist. Von den hilfreichen Möglichkeiten durch Heilpflanzen seien angeführt:

A) Krampfadern

1. Krampfadertee (Teemischung 45)

Für Krampfadern der größeren und kleineren Venen und Besenreiservarizen.

Benediktenkraut — Leber- und Venenmittel bei Pfortader-, Beckenvenenstauung und Krampfadern;

Schafgarbe — krampflösendes, tonisierendes Venen-Kardinalmittel;

Weinraute — gefäßwandabdichtend bei Venen und Kapillaren;

Zinnkraut — gewebestraffendes Kardinalmittel, Venenelastizität verbessernd;

Ringelblume — zusammenziehend, kühlend, entzündungswidrig.

Zubereitung

Zu gleichen Teilen gemischt. 1 gehäufter TL $^1/_4$ l zur Kalt-Warmmethode.

Anwendung

2–3 Tassen schluckweise übertags verteilt als 8-Wochenkur. Nach 4wöchiger Pause wiederholen. Gleichzeitig äußere Anwendung!

2. Venenentzündungstee (Teemischung 46)

Bei Neigung zu Venenentzündungen als Vorbeugungs- und Begleitmaßnahme der ärztlichen Therapie.

Ringelblume	– zusammenziehend, kühlend, entzündungswidrig;
Arnika	– entzündungshemmend, schmerzstillend, durchblutungsverbessernd;
Huflattich	– krampflösend, entzündungswidrig.

Zubereitung

Zu gleichen Teilen gemischt. 1 gehäufter TL / $^1/_4$ l zur Minutenüberbrühung.

Anwendung

3 × 1 Tasse.

3. Äußere Anwendungen bei Krampfadern

a) Ringelblumensalbe

Die Ringelblume (Calendula) hat sich durch ihre kühlenden, zerteilenden, zirkulationsanregenden und zusammenziehenden Fähigkeiten bei innerer Einnahme und noch mehr bei äußerer Anwendung als Salbe bei Krampfadern, Venenentzündung und Unterschenkelgeschwür bewährt. Krampfadern 2 × täglich mit möglichst frischer Salbe einschmieren. Venenschmerzen lassen meist prompt nach.

Zubereitung

Siehe S. 87.

b) Arnikaumschläge

Arnika (Arnica montana, siehe S. 213) hat entzündungshemmende, schmerzstillende und durchblutungsverbessernde Eigenschaften. Sie besitzt resorptionsfördernde Kräfte und hilft Blutergüsse (Hämatome) aufsaugen. Daher wird sie bei Verletzungen, Blutungsneigung, Netzhautblutungen usw. angewendet. Arnikaumschläge sind auch bei Venenstauungen, Krampfadern, Venenentzündungen sehr hilfreich, besonders als Ergänzung der Ringelblumensalbenanwendung.

Achtung!

Arnika darf sowohl innerlich als auch äußerlich immer nur verdünnt angewendet und nicht direkt auf offene Hautstellen aufgetragen werden!

Zubereitung

1 EL käufliche Arnikatinktur (Arnika extern) oder -essenz wird mit $^{1}/_{2}$ l Wasser verdünnt. Man faltet ein Leinentuch auf Bindenbreite, tränkt es durch und wickelt es um das kranke Bein. Darüber kommt ein trockenes Tuch und abschließend ein Wollschal oder dergleichen. Der Wickel ist abends anzulegen und soll über Nacht abdunsten. Die kranke Stelle soll sich dabei angenehm durchwärmt anfühlen. Morgens ist der Wickel abzunehmen, das Bein abzuwaschen und mit Ringelblumensalbe einzuschmieren. Oder:

c) Topfen-(Quark-)Umschläge

Die kranke Region und ihre Umgebung werden über Nacht in einem Topfenwickel (etwa $^{1}/_{2}$ cm dicke Topfenauflage) eingepackt. Die Wirkung ist entzündungsrückbildend, entgiftend, entwässernd-entstauend, heilungsfördernd. Tagsüber Ringelblumensalbe.

B) Durchblutungsstörungen der Beine

Ursache behandeln (Kreislaufstörungen, Nikotinmißbrauch usw.)!

1. Stein- oder Honigklee (Melilotus officinalis)

Steinklee wirkt entzündungswidrig, abschwellend und verbessert Durchblutungsstörungen durch Anregung der Venen- und Lymphströmung. Er unterstützt den Abbau rückgestauter Eiweißkörper im

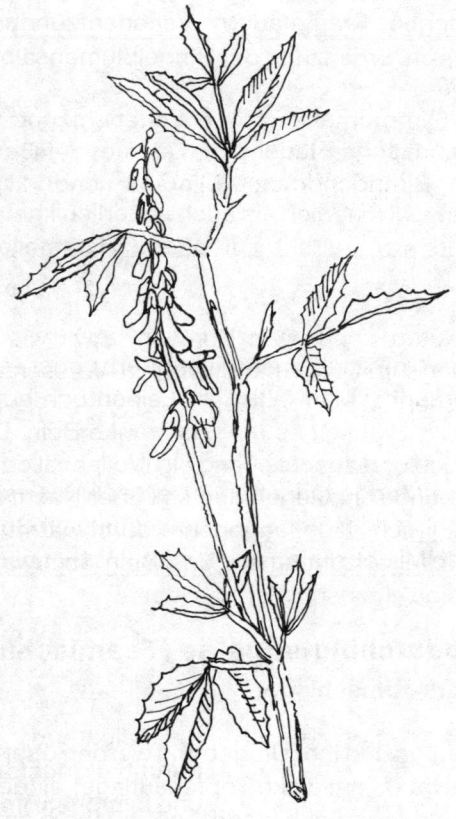

Stein- oder Honigklee

Plasma und die Rückbildung eiweißreicher Ödeme. Außerdem setzt er eine gesteigerte Durchlässigkeit der Gefäßwände herab und ist dadurch ein gutes Mittel bei Krampfadern, Venenentzündung und zur

Vorbeugung von Thrombosen, Beingeschwüren und lymphatischen Stauungen nach Operationen. Melilotus bessert auch gefäßbedingte Kopfschmerzen, Migräne, Bluthochdruckbeschwerden, Gefäßlabilität in den Wechseljahren, Sonnenstichfolgen (Hirnödem), chronisches Anschwellen und Stauungen in den Knöchelgegenden, die sich nach Entzündungen der tiefen Bein- und Beckenvenen einstellen und oft lebenslang anhalten.

Hauptwirkung

Variköser Symptomenkomplex, Venenentzündung, Beingeschwür, lymphatische Stauungen, Ödeme, gefäßbedingte Störungen bei Bluthochdruck, Migräne und klimakterische Beschwerden.

Zubereitung

2 TL des Krautes (muß nach Kumarin, etwa wie nach frischem Alpenheu riechen!) mit $^1/_2$ l handwarmem Wasser ansetzen, über Nacht ziehen lassen.

Anwendung

Die angesetzte Menge tagsüber verteilt schluckweise trinken. Äußerlich als Umschlag oder Salbe bei rheumatischen Gelenkschwellungen, entzündeten Milchbrüsten und Lymphknotenanschwellungen.

2. Beindurchblutungstee (Teemischung 47)

Steinklee	40 g	– gefäßdichtend, durchblutungsfördernd, Venen- und Lymphströmung anregend;
Weinraute	40 g	– gefäßdichtend, zirkulationsanregend, gegen Knöchelschwäche und Verstauchungsfolgen;
Arnikawurzel	20 g	– tonisiert arterielles und venöses System.

Zubereitung

Gut gemischt. 1 TL / $^1/_4$ l, Kalt-Warm-Methode.

Anwendung

2 × 1 Tasse über 4 Wochen. Zusätzlich Arnikaumschlag.

Sollte die Wirkung dieses Tees nicht ausreichen, so ist zusätzlich das jeweils passendste Kardinalmittel einzunehmen. Dabei ist besonders zu denken an Brennessel (Arterien, Sauerstoff-Eisenstoffwechsel), Schafgarbe (Venentonisierung), Knoblauch (Gefäßweichmacher, gegen Verkalkung) und Zinnkraut (Gefäßelastizität).

C) Beinödeme

Zur Unterstützung der ärztlichen Behandlung kommen die nachfolgend angeführten Kräuter im einzelnen wie als Teemischung in Betracht:

Beinödemtee (Teemischung 48)

Liebstöckel	– wassertreibend bei ödematösen Beinanschwellungen;
Attichwurzel	– stark entwässerndes Nierenmittel;
Steinklee	– lymphatische Stauungen abbauend, Venenmittel.

Zubereitung

Zu gleichen Teilen gemischt. 2 TL / $^1/_4$ l, mit Kalt-Warm-Methode.

Anwendung

Bei Beinödemen, die nicht durch Herzschwäche verursacht sind, 2–3 Tassen täglich über 4–5 Wochen. Bei Bedarf mit passendem Kardinalmittel ergänzen.

D) Unterschenkelgeschwür

Ulcus cruris – crux medici.
(Das Unterschenkelgeschwür ist ein Kreuz für den Arzt.)

Die ausschließlich äußerliche Behandlung dieses Geschwürs durch Ruhigstellung, Umschläge, Salben usw. ist in vielen Fällen sehr problematisch. Das Geschwür übernimmt nämlich mit seinen Absonderungen oft die Funktion eines Notventils des Körpers, indem es Giftstoffe, die den Organismus belasten, zur Ausscheidung bringt.

Wird ein solches „Ventil" geschlossen, ohne daß die innere Ursache behoben wurde, tritt vielfach eine „Vikariation" ein, eine Verschiebung des Krankheitsgeschehens von außen nach innen. Anstelle des Geschwürs können nun andere Symptome wie Asthmaanfälle, Herzattacken oder anderes auftreten. Dies verschwindet, sobald das Geschwür wieder aufbricht und auszuscheiden (zu „safteln") beginnt. Sehr wertvoll sind hier gründliche Fasten- oder Darmreinigungskuren, da sie den Körper entgiften und die häufigste tiefere Ursache, einen stark gestörten Stoffwechsel, normalisieren können. Auch stoffwechselwirksame, blut- und lymphreinigende Heilkräuter zeigen oft hervorragende Wirkung.

1. Ulcus cruris-Tee (Teemischung 49)

Zinnkraut	– stoffwechselwirksames ödemausschwemmendes, geweberegenerierendes Kardinalmittel;
Ringelblume	– spezifisch bei Venenleiden und Substanzverlust bei Ulcus cruris;
Klettenwurzel (Arctium lappa)	– harntreibendes Blutreinigungs- und Stoffwechselmittel bei Ulcus cruris und schlecht heilender Haut;
Beinwurz	– Geweberegenerationsmittel bei schlecht granulierenden Geschwüren.

Zubereitung

Zu gleichen Teilen gemischt. 1 TL / $^1/_4$ l, mit Kalt-Warm-Methode.

Anwendung

2 × 1 Tasse täglich über mindestens 8 Wochen. Anschließend die jeweils geeigneten Kardinalmittel anwenden.

2. Äußere Anwendungen bei Beingeschwüren

(Als Ergänzung der inneren Behandlung)

a) Beinwurzumschlag

2 EL getrocknete Beinwurz-Wurzeln auf $^1/_2$ l Wasser 5 Minuten lang kochen lassen. Darin Wickeltücher durchtränken und auflegen.

Noch wirksamer ist der Kalt-Warmauszug aus der frischen und gewaschenen Wurzel. Beinwurz wirkt sowohl innerlich wie äußerlich sehr gut bei „offenen Beinen".

b) Johannisblütenöleinreibung

Diese ist bei Krampfaderbeschwerden, bei Vorstufen eines Beingeschwüres und zur Behandlung gestauter Venen um das offene Bein herum bewährt.

c) Ringelblumensalbe

(Siehe S. 87 und 205)

d) Spitzwegerichblätter

Nach M. TREBEN sind frische Spitzwegerich- oder Breitwegerichblätter gut zu waschen und feucht auf die offene Wunde zu legen, bis diese ganz bedeckt ist. Die Ergebnisse seien auch bei alten Geschwüren sehr gut[17].

Charakteristische Fälle

55. *Verkäuferin,* 35, Mutter von 3 Kindern, leidet seit den Entbindungen zunehmend mehr an *Krampfaderbeschwerden* mit Schmerzen und *Wasseransammlungen in den Beinen.* Abends sind die Unterschenkel verdickt wie „Krapfen", die Knöchel oft nicht mehr erkennbar. Da verschiedene Medikamente und Salben keine Erleichterung mehr bringen, läßt sie diese weg und trinkt statt dessen Krampfader- und Ödemtee. Zusätzlich macht sie Reibebäder nach KUHNE (zur Verbesserung der Nierentätigkeit) sowie äußere Anwendungen. Nach 4 Monaten zeigt sie stolz ihre schlanken Fesseln. Sie ist beschwerdefrei.

56. *Hotelierin,* 52, übergewichtig, hatte schon zweimal Beinvenenentzündungen mit längeren Krankenhausaufenthalten. Trotz ständig getragener Gummistrümpfe klagt sie über neuerliche *Wadenschmerzen durch Krampfadern,* heftiges Stechen bei Stehen und Sitzen sowie nächtliche *Beinkrämpfe,* die sie aus dem Bett vertreiben und allen Schlaf verscheuchen. Vor einer nochmaligen Klinikeinweisung hat sie große Angst. Sie führt eine Darmreinigungskur nach F. X. MAYR durch, kombiniert mit Krampfadertee, Ringelblumensalbe und Arnikaumschlägen. Nach einer Woche kann sie schon ungestört durchschlafen, nach weiteren 3 Wochen hat sie bereits 8 Kilo an Gewicht verloren, die Beine fühlen sich nicht mehr prall gespannt, sondern ganz weich und locker an, die Blau-Rot-Färbung der Unterschenkel ist zurückgebildet, die Beschwerden sind beseitigt.

57. *Gastwirtin,* 49, leidet seit 2 Jahren an einem juckenden, schmerzenden, immer neu aufflackerndem *Beingeschwür am Unterschenkel.* Dieses erreicht eine Größe von 5 : 12 cm. Die Wirtin erhält wegen ihrer *chronischen Verdauungsstörung* eine milde Entschlackungskur *(Milde Ableitungskur)* [15] mit Stoffwechseltee (siehe Darmkuren), weiterhin Ulcus cruris-Tee, in den je 10 Tropfen der homöopathischen Urtinktur von Mariendistel (Carduus marianus Ø) und Beinwurz (Symphytum Ø) gegeben werden. Tagsüber wendet sie Ringelblumensalbe an, über Nacht Käsepappel- oder Eichenrindenumschläge. Nach 9 Wochen ist das Geschwür geschlossen und die Haut gefestigt. Zur Nachbehandlung trinkt sie noch ein halbes Jahr die Kardinalmittel Brennessel-, Schafgarben- und Zinnkrauttee mit Schwedenbitter. Es tritt keine andere Erkrankung mehr auf, die Wirtin bleibt beschwerdefrei.

XX. REGENERATIONSKUREN NACH WUNDEN UND VERLETZUNGEN

Zu den wirksamsten Heil- und Regenerationspflanzen für Wunden und Verletzungen zählen:
1. Johanniskraut, 2. Arnika, 3. Ringelblume, 4. Beinwurz, 5. Spitzwegerich.

1. Johanniskraut (Hypericum perforatum) (Abb. 12)

Das schon auf S. 172 besprochene Kardinal-Nervenmittel der Mild-Heilkräuterkuren ist das pflanzliche Heilmittel bei Verletzungen, bei denen auch nervliche Substanz geschädigt wurde; so bei Nervenquetschungen, (schlecht heilenden) Hieb-, Biß-, Stich- und Schnittwunden, Verbrennungen, auch Sonnenbrand, Erfrierungen, (aufgesprungenen Frostbeulen), alten Narben, bei Wund- und Narbenschmerzen; Johanniskraut dient auch der Rückbildung häßlicher Narben aller Art, hilft auch Wunden und Verbrennungen weitgehend narbenlos auszuheilen.

Das Mittel wird innerlich und äußerlich angewendet. Äußerlich am besten als Johannisblütenöl (Oleum Hyperici verum), das mehrmals direkt auf die Verletzungsstelle aufgetragen wird.

2. Arnika (Arnica montana) (Abb. 17)

Arnika übt starken Einfluß auf das venöse und arterielle Blutgefäßsystem sowie auf Bindegewebe und Muskulatur, auch auf den Herzmuskel aus. Sie besitzt durchblutungsfördernde, entzündungswidrige, antiseptische und aufsaugende (resorbierende) Fähigkeiten. Gefäße und Kapillaren werden erweitert, und die Durchblutung der äußerlich behandelten Region wird rasch und wohltuend gesteigert. Arnika entstaut und entlastet gestaute Bezirke, beschleunigt die Aufsaugung von Blutergüssen und desinfiziert Wundflächen. Die anregende Wirkung auf den Herzmuskel geht mit gesteigerter Sauerstoffaufnahme einher. Deshalb stellt Arnika auch ein gutes Herz- und

Kreislauftonikum dar, das auf ärztlichen Rat bei Herzmuskelschwäche, Kreislaufstörungen mit Schwindel, Müdigkeit, venösen Stauungen, Krampfadern, weiter bei Gefäßverkalkung, Hirnschlag (zur Aufsaugung des Blutes, als Hilfsmittel) und ebenso bei Neigung zu kleinen Blutungen (Blutungs-Diathese) und Netzhautblutungen als Zusatzmaßnahme angewendet werden kann.

Bei allen akuten und chronischen Folgen von Verletzungen, auch Operationen, wo immer am Körper, insbesondere mit Gefäß-, Bindegewebe- und Muskelverletzungen, Blutungen, Quetschungen, Hautabschürfungen, Rissen von Muskeln und Sehnen, Zerrungen, Prellungen, Verstauchungen, Blutergüssen, ist Arnika das Mittel der Wahl.

Anwendung

Achtung! Arnika darf weder äußerlich noch innerlich unverdünnt angewendet werden. Unverdünnt wirkt es zu stark und führt zu Reizerscheinungen!

Bei Verletzungen, auch bei offenen Wunden (die man zunächst reinigt), nimmt man 1 Teil Arnikatinktur oder -essenz mit 2 bis 3 Teilen Wasser gemischt für Umschläge.

Bei Kopfprellung, Gehirnerschütterung, Gehirnschlag macht man die Arnikamütze: Es werden 1 bis 2 Windeltücher in obige Mischung eingetaucht und so um den Kopf angelegt, daß besonders Stirn, Schläfen und Nacken gut befeuchtet werden. Umschlag wiederholen!

Bei Quetschungen und Blutaustritten: Man gibt einen Eßlöffel Arnikatinktur oder -essenz auf 500 g Wein- oder Apfelessig, erhitzt für warm-heiße Umschläge (statt der Tinktur können auch 30 g frische Arnikablüten verwendet werden).

Bei Krampfadern, Venenentzündungen sind Arnikaumschläge hilfreich (siehe Fuß- und Beinkuren).

Bei Knochenbrüchen: Arnikawurzel und Beinwurz (falls möglich frisch!) zu gleichen Teilen gemischt, 1 TL / $^1/_4$ l zur Minutenüberbrühung. Tagsüber schluckweise trinken.

Bei Herzmuskelschwäche: Einreibung der Herzgegend mit Arnikasalbe oder Auflegen einer Arnikakompresse. (Die Arnikasalbe darf nicht auf offene (verletzte) Hautstellen aufgetragen werden!)

Bei Mandel-, Rachen-, Kehlkopfentzündung, Raucherkatarrh, Heiserkeit: 10 Tropfen Arnikatinktur oder -essenz auf 1 Glas warmes

214

Wasser. Damit halbstündlich gurgeln. So lassen sich beginnende Halsinfekte häufig schlagartig beseitigen, die Stimme wird klarer und freier. Auch für Sänger und Redner, eventuell im Wechsel mit Salbei, als Gurgellösung sehr geeignet. Pfarrer KNEIPP: „Wenn ihr Priester wäret und predigen müßtet, dann würde ich euch raten, vor der Predigt mit 2 bis 3 Löffeln Arnikawasser zu gurgeln, damit wird die Stimme um die Hälfte verbessert."

Herstellung der Arnikaessenz siehe Teil 3.

Innere Anwendung bei jeder Verletzungsform

Gleichgültig, welche Heilpflanzenanwendung äußerlich erfolgt, in jedem Fall ist zur Steigerung der Abwehrkraft und Heilungsbeschleunigung als innere Einnahme zu empfehlen: 3×5 Tropfen Arnikatinktur (-essenz) verdünnt mit 2 EL Wasser.

3. Ringelblume (Calendula officinalis) (Abb. 10)

Diese bereits bei „Magenkuren" besprochene Pflanze ist das Wundheilmittel bei frischen und alten Wunden, Verletzungen, Geschwüren, die durch Substanzverlust gekennzeichnet sind. Dies gilt auch für besonders häßliche, rissige, klaffende, eitrig belegte, nässende oder schrundige Wunden mit Geweberverlusten und mangelnder Heiltendenz, auch für Schnitt- und Bißwunden sowie für innere und äußere Geschwüre, auch Unterschenkel- und Röntgenbestrahlungsgeschwüre, Abszesse und Furunkel. Ringelblume kann auch im Wechsel mit Arnika angewendet werden, sie kann auch Arnika ersetzen.

Anwendung

5 Blütenköpfe / $^1/_4$ l zur Sekundenüberbrühung; damit Wunden oder Geschwüre öfter auswaschen, Umschläge machen oder Salbe anwenden.

Oder

1 TL Essenz oder „Calendula extern" / $^1/_4$ l Wasser für Umschläge. Bei leichteren Fällen macht man nachts die Umschläge, tagsüber wird Ringelblumenöl oder Salbe aufgetragen. Diese bringen Wunden und Geschwüre, ohne daß eine Eiterung auftritt, zum Heilen.

In getrocknetem Zustand ist der Tee weniger wirksam.

In der Volksmedizin empfiehlt man das Zerquetschen frischer Kräuter zum Auflegen auf Warzen, Schwielen, Hühneraugen. Die Auflage ist so lange zu erneuern, bis die Warze usw. abfällt. Dazu innerlich Berberitzentee.

4. Beinwurz oder Schwarzwurz (Symphytum officinale) (Abb. 11)

Diese bereits bei „Magenkuren" beschriebene Wurzel ist das Regenerationsmittel bei allen Knochen-, Gelenk-, Beinhaut-, Sehnenerkrankungen und -verletzungen. Dazu gehören auch Sport- und Unfallverletzungen, Knochenbrüche, Knocheneiterungen, Gelenkergüsse, Prellungen, Verrenkungen, Verstauchungen, Bandscheibenschäden, mit Ischias, Tennisarm, Amputationsstumpfbeschwerden, Gichtknoten, Spreizfuß, Hammerzehen, Knöchelausbuchtungen sowie alte, schlecht heilende Wunden, die jeder anderen Behandlung gegenüber widerspenstig sind; weiterhin Geschwüre, schwere Hämorrhoiden- und Venenentzündungen. Zwischen Beinwurz und Ringelblume bestehen gegenseitige Ergänzungen.

Anwendung

1. **Umschläge:** Beinwurz*blätter* abbrühen, heiß auflegen und mit Wickel oder Binde fixieren; *oder* mit Tinktur Symphytum extern (1 : 10 mit Wasser verdünnt) Umschlag machen.
Oder
2. **Einreibung** der kranken Stelle mit Beinwurzessenz.
Oder
3. **Auftragen** der Beinwurzsalbe (siehe Mastdarmkuren);
4. **Breiumschlag:** Dieser ist besonders wirksam. Man kann das dazu erforderliche Beinwurzpulver (-mehl) käuflich erwerben oder

durch Feinmahlen getrockneter Wurzeln selbst erzeugen. Das Pulver wird in einer Tasse mit heißem Wasser zu einem dicken Brei verrührt, in ein Mulltuch eingeschlagen, heißfeucht aufgelegt und gut umwickelt, so daß die Wärme lange erhalten bleibt. Nach 4–8 Stunden ist der Umschlag zu erneuern.

5. Spitzwegerich (Plantago lanceolata)

Dieses in der Volksmedizin als Bronchial- und Wundheilmittel bekannte Kraut eignet sich besonders bei Verletzungen im Freien, auf Wanderungen, im Feld, auf der Jagd, wenn keine andere Hilfe zur

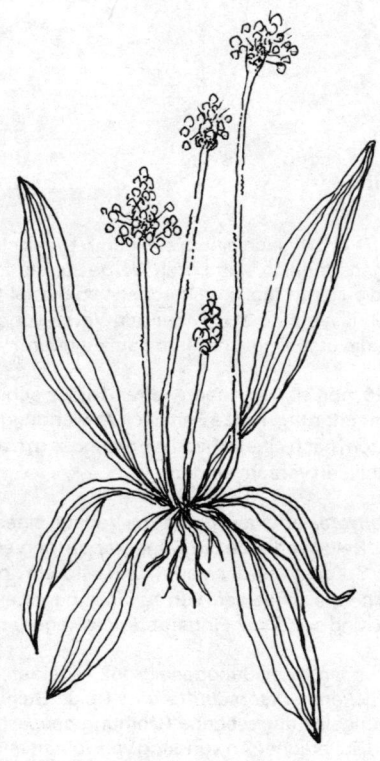

Spitzwegerich

Hand ist. Es nützt durch seine sofort desinfizierende, blutstillende und wundheilende Kraft bei offenen Wunden, Schnittverletzungen, Tierbissen, Stichen von Insekten, Bienen, Wespen, bei Quetschungen, Verbrennungen, Anschwellungen, Geschwüren und Wundreibung (Wolf).

Anwendung

Mehrere saubere Blätter zwischen den Fingern quetschen, Saft auf die Wunde träufeln, dann zerquetschte Blätter direkt auflegen, verbinden oder sonstwie fixieren. Bei Fußblasen durch langes Wandern Blätter in die Schuhe legen. Bewährtes Mittel für Erste Hilfe unterwegs. Der Breitwegerich (Plantago major) zeigt die gleiche Wirkung.

Johanniskraut-Fälle

58. *Mittelschülerin,* 16, erhält nach einem schweren Unfall eine kosmetische Operation mit einer 5 cm langen, deutlich sichtbaren *Narbe* auf der Stirne. Unmittelbar nach Spitalentlassung wird die Narbe täglich mit Johannisblütenöl (aus der Frischpflanze) behandelt. Bei der nach 6 Wochen stattfindenden Vorstellung auf der Klinik sind die Ärzte nicht in der Lage, die ursprüngliche Narbe aufzufinden.

59. Blonder *Junge,* 10, holt sich am Meeresstrand einen schweren *Sonnenbrand* mit großen Brandblasen und Eiterung. Kurze Zeit nach Anwendung des roten Johannisblütenöls sind die Schmerzen, nach einem Tag die Entzündung, nach 2 weiteren Tagen die Eiterung und die Brandblasen verschwunden.

60. *Enkelin* und *Großvater* erleiden beide im Verlauf eines Unfalles eine nahezu gleichartige *Verletzung.* Beide verlieren die *Fingerkuppe* (nervenreich!) und den halben *Nagel* an einem Finger. Sofort nach der Verletzung wird ein Johannisblütenölverband angelegt, wobei täglich neues Johannisöl von außen zugegeben wird. Die Finger heilen komplikationslos, beim Kind sogar mit Fingerabdruck-Regeneration.

61. *Kräutersammler,* schrulliger Junggeselle, 52, erleidet durch einen schweren Sturz eine *Hirn-* und *Rückenmarkserschütterung.* Beide Beine sind wie gelähmt. Die zunächst als fast hoffnungslos angesehene Lähmung bessert sich bei strenger Bettruhe und innerlicher und äußerlicher Anwendung von Johanniskraut zusehends. Zuerst tritt die Sensibilität der Beine wieder auf, später die Bewegung der Beinmuskeln, schließlich folgt komplette Wiederherstellung.

218

Arnika-Fälle

62. KNEIPP berichtet von der Verletzung eines *Fuhrknechtes,* der von einem Pferd tief *in den Arm gebissen* wurde: „Die Wunde wurde schleunigst ausgewaschen mit Wasser, in welches Arnikatinktur gegossen wurde, hernach wurden die zerrissenen Teile soviel wie möglich geordnet, daß sie an die richtige Stelle zu liegen kamen. Weiter wurden Kompressen in etwas verdünnte Tinktur getaucht und aufs sorgfältigste überbunden, so daß nicht die geringste Luft an die Verwundung dringen konnte. Es stellte sich kein Fieber ein, der Schmerz verschwand rasch, das losgerissene Fleisch wuchs wieder zusammen und die Verwundung heilte, so daß sie kaum noch sichtbare Narben zeigte."

63. Auch einem *Maurergesellen,* der vom Gerüst gefallen war und sich den *Schenkel* derart *gequetscht* hatte, daß er keinen Schritt mehr gehen konnte, sowie

64. einem *Knecht,* dem beim Holzhacken die *Axt in den Fuß gefahren* und dort stecken geblieben war, konnte mit Hilfe von Umschlägen mit der verdünnten Arnikatinktur staunenswert rasch geholfen werden. Dies gilt auch für *Hundebisse, Quetschungen, Blutergüsse* und andere Verletzungen.

Gewiß wendet man heute Arnika nicht mehr so oft und anscheinend so gewagt an wie etwa KNEIPP. Wir verfügen ja über völlig andere Transportmöglichkeiten und die enormen Fortschritte der modernen Unfallchirurgie. Aber die angeführten Beispiele lassen die wunderbare Heilkraft der Arnika erkennen.

Ringelblumen-Fälle

65. *Kriegsteilnehmer,* 42, beinamputiert, leidet seit Jahren an quälendem *Wundsein mit Substanzverlust am Beinstumpf,* gepaart mit Ausschlägen und Jucken. Die Beschwerden steigern sich von Monat zu Monat. Keine Behandlung kann auch nur lindern. Daraufhin erhält er Ringelblumensalbe. Darüber berichtet Dr. med. GERHARD MADAUS: „Der Erfolg war verblüffend. Der Ausschlag heilte ab, das Jucken hörte auf, der Stumpf blieb glatt und geschmeidig, sämtliche Beschwerden verschwanden. Sobald der Patient diese Therapie aussetzt, treten die Beschwerden von neuem wieder auf."[19]

66. *Landfrau,* 46, mit *Beingeschwür,* hat seit Monaten in dessen Umgebung *Wundsein, Ausschlag und heftigen Juckreiz.* Sie wendet tagsüber die Ringelblumensalbe an, über Nacht macht sie Umschläge mit dem Tee. Außerdem fastet sie. Nach wenigen Tagen sind die quälenden Beschwerden deutlich herabgesetzt, es zeigen sich granulierende Wundränder und Rückbildung der Entzündung. Bald danach ist der Ausschlag und der Juckreiz verschwunden, das Geschwür um die Hälfte verkleinert. Nach weiteren 3 Wochen ist es ausgeheilt.

67. *Oberschwester,* 53, zeigt nach Operation eines Brustdrüsenkrebses und anschließender Bestrahlung intensive *Strahlenschäden.* Die Haut ist knallrot und bricht in der Achselhöhle eitrig geschwürig auf *(Röntgengeschwür).* Sie erzählt, sie habe schon tonnenweise die verschiedensten Öle, Salben und Mixturen angewendet, ohne jeden Erfolg. Regelmäßige Umschläge mit Ringelblumentee und Anwendung der Salbe

führen zu einer raschen Reinigung der Wunde, guter Granulationsbildung und schließlich zu kompletter Heilung. Auch die hochrote, häßlich verzogene Operationswunde ist elastischer, weicher und unauffälliger geworden.

Beinwurz- und Spitzwegerich-Fälle

68. *Feuerwehrmann*, 28, stürzt bei einer Übung und zieht sich eine schwere *Verstauchung* beider Sprunggelenke zu. Die Knöchelgegend ist beiderseits mächtig angeschwollen, blutig unterlaufen, die Füße sind kaum beweglich, Auftreten nicht möglich, es bestehen starke Schmerzen. Im Röntgen findet sich kein Knochenbruch. Der Krankenhausarzt verschreibt strenge Bettruhe und Lokalbehandlung. Der Kranke erhält Beinwurz-Breiauflage und 3 × 3 Tropfen der Arnikaessenz verdünnt. Beim Wechsel der 1. Breiauflage ist die Schwellung schon deutlich vermindert, die Haut abgeblaßt, der Schmerz in Ruhelage beseitigt. Nach 3 Tagen geht der Mann wieder zu Fuß zur Arbeit.

69. *Student*, 22, reagiert ungewöhnlich stark auf alle Wespen- und Bienenstiche (Insektenstich-Allergie). Die Einstichgegend schwillt ganz dick und prall an, er bekommt Fieber und Kopfschmerzen und fühlt sich durch einige Tage recht krank. Einen neuerlichen Bienenstich beim Barfußgehen auf einer Wanderung behandelt er sofort mit Spitzwegerichsaft und -blättern. Er legt die zerquetschten Blätter auf die gestochene Fußsohle, zieht darüber Socken und Schuh und wandert weiter. Nach wenigen Stunden ist die anfängliche Schwellung kaum mehr vorhanden, er fühlt sich wieder wohl.

Anwendungsunterschiede bei den wichtigsten Wundheil- und Regenerationspflanzen

1. **Johanniskraut:** Bei Verletzungen, bei denen auch die nervliche Substanz geschädigt wurde, wie bei Gehirnerschütterung, Nervenquetschung, Hieb-, Stich-, Schnittwunden, Erfrierungen, Verbrennungen, Verbrühungen, auch Sonnenbrand (Hautnerven), Verletzungen an nervenreichen Stellen, auch zur Rückbildung von Operations- und Verletzungsnarben.
Am wirksamsten als Frischblütenöl.

2. **Arnika:** Bei Weichteilverletzungen, auch Operationen, mit Verwundung von Muskulatur, Bindegewebe und Gefäßen, daher bei stärker blutenden Wunden, Blutergüssen, auch blau unterlaufenen stumpfen Verletzungen, Quetschungen, Prellungen, Verstauchungen, Schnitt-, Hieb- und Bißwunden.
Am wirksamsten als Essenz (Tinktur).

3. **Ringelrose:** Bei Weichteilverletzungen mit Gewebe-Substanzverlust; bei rissigen, klaffenden Wunden und Geschwüren, auch häßlich belegten, schmierig eitrigen Wunden und Gewebedefekten mit mangelnder Heilungstendenz, bei Unterschenkel- und Bestrahlungsgeschwüren, Venenentzündungen.
Am wirksamsten als Salbe.

4. **Beinwurz:** Bei Knochen-, Gelenks-, Beinhaut- und Sehnenerkrankungen und -verletzungen; bei Knochenbrüchen aller Art, Sport- und Unfallverletzungen, Gelenkergüssen, Bandscheibenprozessen, Amputationsstumpf-Beschwerden, Prellungen, Verrenkungen, Verstauchungen, schlecht heilenden Wunden, Geschwüren, schwersten Venen- und Hämorrhoidenentzündungen.
Am wirksamsten als Breiumschlag.

5. **Spitzwegerich:** Bei unterwegs entstandenen Verletzungen, offenen Wunden, Schnittverletzungen, Tierbissen, Stichen von Bienen, Wespen, Quetschungen, Verbrennungen, Anschwellungen, Fußblasen, als Erste Hilfe.
Am wirksamsten als Frischsaft und Blätterauflage.

XXI. SENIORENKUREN

Alt werden ist immer noch die einzige Möglichkeit, lange zu leben.

HUGO VON HOFFMANNSTHAL

Bisher gab es noch keinen Hochbetagten, der dokumentarisch ein höheres Alter als 115 Jahre nachweisen konnte. 65 Prozent aller Oldtimer entstammen langlebigen Sippen. Man kann also bezüglich Langlebigkeit nicht vorsichtig genug sein in der Wahl seiner Eltern! Alle Hochbetagten sind schlank und untergewichtig. Nach Forschungen von Professor FRANKE sind sie maßvoll im Essen und Trinken. Sie bevorzugen eine Mischkost mit reichlich Gemüse, Kartoffeln, Salat, Vollgetreide und Obst. Aber Fleisch, Fisch, Wurst und Eier essen sie viel weniger. Zeitlebens waren sie fleißig, regsam und voll Aktivität. Oft sind sie zum Schwitzen gekommen durch körperliche Leistung, Arbeit, auch Gartenarbeit, Sport, Training. Grundsätzlich war ihre Lebensweise verschieden von dem heute so oft anzutreffenden bewegungsarmen, flachatmenden Nur-Sitzmenschen, der nach CYRAN schon in der Jugend Moos ansetzt und mit 30 wie ein alter Karpfen oder Kapaun wirkt.

Alle sind sich darüber einig: <u>Jung sein ist keine Frage der Lebensjahre</u>!

Zur Erreichung eines gesunden frohen Alters spielt nicht nur die Erbsubstanz eine maßgebliche Rolle. Es liegt an jedem einzelnen, ob er sein Erbe aufwertet und verbessert, oder ob er es sich schuldhaft verdirbt. Am besten ist ohne Zweifel eine möglichst naturgemäße Lebensweise mit vernünftiger bescheidener Ernährung, viel Bewegung, Abhärtung, gelegentlichem Fasten und sinnvoller Anwendung von Kräutern.

Bei zunehmenden Jahren sind besonders wertvoll:

1. Herz und Kreislauf unterstützende Pflanzen

Weißdorn ist das Altersmittel unserer Zonen.
Dr. R. F. Weiss[22]

Dazu gehören Weißdorn, Rosmarin, Schafgarbe, Melisse, Mistel, Arnika, Brennessel, Bitterpflanzen und Lauche. Merke: Methusaleme lieben Lauche! Es heißt auch: Knoblauch ist im Alter der König der Gewürze!

2. Blutreinigende und entschlackende Pflanzen

Diese sogenannten Hämokathartika regen die Tätigkeit der ausscheidenden und entgiftenden Organe wohltuend an. Siehe Frühjahrskuren und stoffwechselaktivierende Nierenmittel. Die dort angeführten Kräuter sollten immer wieder abwechselnd verwendet werden.

3. Kieselsäurehaltige Kräuter

Die Gewebe des menschlichen Organismus verarmen mit zunehmenden Jahren an Kieselsäure. Ausreichende Zufuhr an pflanzlicher Kieselsäure wirkt vielen Gewebealterungsprozessen entgegen. Siehe Kieselkräutertee (bei Hautkuren).

4. Teemischungen gegen Seniorenstörungen

a) Gedächtnisschwächetee (Teemischung 50)

Rosmarin	– nervenkräftigend bei Gedächtnisschwäche;
Wermut	– tonisierende, auch das Nervensystem kräftigende Bitterdroge.

Zubereitung

Zu gleichen Teilen gemischt, 1 gehäufter TL / $^1/_4$ l zur Minutenüberbrühung.

Anwendung

2 × 1 Tasse. Auch für jüngere Semester geeignet.

b) Gemütsaufhellender Tee (Teemischung 51)

Johanniskraut	– angstlösend, antidepressiv, stimmungsaufhellend;
Melisse	– beruhigend, nervenstärkend, stimmungsaufhellend;
Benediktenkraut	– gegen „Verdauungsdepressionen", kräftigend bei Nervenschwäche und Gemütsverstimmung.

Zubereitung und *Anwendung* wie a).

c) Schwindeltee (Teemischung 52)

Gegen Schwindelzustände, Gedächtnis- und Konzentrationsschwäche kommen in Betracht:

Arnikablüten	5 g	– Herz- und Kreislauftonikum, durchblutungsfördernd;
Schafgarbe	25 g	– Kardinal-Venenmittel, durchblutungsverbessernd;
Melissenblätter	30 g	– Nervensystem beruhigend und stärkend.

Zubereitung

Gut gemischt, sonst wie a), 3 x 1 Tasse.

224

d) Gefäßpflegetee (Teemischung 53)

Gegen Arterienverkalkung, insbesondere vorbeugend:

Arnikablüten	10 g	– Herz-Kreislauftonikum, durchblutungsfördernd;
Birkenblätter	30 g	– entwässernd, entschlackend, gegen Verkalkung;
Melissenblätter	30 g	– nervenkräftigend, beruhigend;
Johanniskraut	30 g	– nervenkräftigend, stimmungsaufhellend.

Zubereitung und *Anwendung* wie a.

5. Schnee- oder Christrose (Helleborus niger) (Abb. 26)

> Die Tugend in diesem Kraut ist groß und wunderbar.
>
> PARACELSUS

Die Wurzeln dieser Pflanze werden in der Homöopathie zur Anhebung der Widerstandskraft und der Kopfdurchblutung verwendet. Unverdünnt besitzen sie einen geringen Grad an Giftigkeit. Die Blätter der Christrose sind im Gegensatz dazu bei richtiger Dosierung nicht giftig. Sie stellen den lange gesuchten Hauptbestandteil der PARACELSUS-Arznei „für ein langes gesundes Leben" dar. Nach den gründlichen Forschungen von DDr. E. F. SCHELLER spricht alles dafür, daß diese Blätter tatsächlich ein ganz außergewöhnliches Geriatrikum (Altersmittel) darstellen[21]. So läßt sich nach ihrer Einnahme das Ansteigen wertvoller Mineralstoffe im Blut spektrometrisch nachweisen. Der Gehalt an Mineralstoffen ist gerade für Senioren so wertvoll, da er mit zunehmenden Jahren abzunehmen pflegt, was zum Nachlassen psychophysischer Kräfte führt. Nach SCHELLER bewirken Christrosenblätter:

- mehr Calcium für Blut und Knochengewebe,
- mehr Eisen als Katalysator für Oxidation und Zellatmung,
- mehr Magnesium für Herz, Muskulatur und Blut,
- mehr Silicium für Bindegewebe, Haut, Nägel und Haare.

Diese durch moderne Untersuchungsmethoden bestätigten Ergebnisse entsprechen den Erfahrungen des PARACELSUS. Die Christrosenblätter (Achtung! Nicht die -wurzeln!) sollen wie in der PARACELSUS-Arznei in Verbindung mit anderen Kräutern eingenommen werden:

Senioren-Fit-Tee (Teemischung 54)

Christrosenblätter (nicht -wurzel!)	15 g	– PARACELSUS-Mittel für langes Leben;
Brennesselkraut	20 g	– Kardinal-Blutbildungsmittel;
Zinnkraut	20 g	– Kardinal-Gewebemittel;
Wermut	5 g	– Kardinal-Verdauungsmittel;
Melissenblätter	20 g	– nerven- und herzkräftigend;
Steinklee	15 g	– umstimmendes, blutverdünnendes Venenmittel;
Gewürznelken pulv.	3 g	– stoffwechselanregend, milde aphrodisierend;
Ringelblumenblüten	2 g	– regenerierend, Lebenskräfte anfachend.

Zubereitung
1 gehäufter TL / $^1/_4$ l zur Minutenüberbrühung.

Anwendung
Im Alter von 50–70 Jahren 2 × 1 Tasse über 1 Monat, dann 1 Monat Pause usw. Von 70–80 Jahren 1 Tasse täglich, später 2–3 × wöchentlich 1 Tasse. Immer 1 Monat Pause zwischenschalten.

6. Andere Fitmacherpflanzen

Bitterstoffarzneien besitzen allgemein kräftigende, tonisierende und stimmungsaufhellende Wirkungen im Alter, bei Schwächezuständen und nach Infekten. Daher sagt man: *„Bitter macht lustig!"* Dazu gehört auch Rosmarin, das Altersmittel von KNEIPP.

Als „Fitmacher für müde Männer" gelten die Lauchgewächse, insbesondere Knoblauch und frische Zwiebel, sowie viele allgemein anregende, belebende, funktionssteigernde Gewürze. Vanille, Eberwurz und Orangenblüten sind milde pflanzliche Aphrodisika.

Am Rande und ohne Verbindlichkeit seien hier noch „Geheimtips" aus der Volksmedizin zur Belebung der Manneskraft angeführt, obwohl die allem überlegene aphrodisierende „Droge" nirgends zu kaufen ist: es ist die Liebe ...

Mehrere Autoren empfehlen[23, 24]:
- Weizenkeimbrot mit Butter und reichlich Tatar
- rohe Selleriescheiben
- kleine, mit Koriander gewürzte Zwiebeln
- Orangensalat mit Rum, Vanille und Zitronensaft
- Gedünstete Karotten mit Rosmarin und Salbei
- Gebackene Äpfel mit Zimt
- Kräuteromelette mit Thymian und Basilikum usw.

An Gewürzen werden gelobt:
Koriander, Rosmarin, Zimt, Muskatnuß, spanischer Pfeffer, Kapern, Bohnenkraut, Fenchel- und Brennesselsamen (siehe S. 48) und die beiden Lauche, deren Geruch nicht stört, wenn sie von beiden Partnern gleichzeitig gegessen werden.

Zur Erheiterung sei von den vielen veröffentlichten „Empfehlungen" noch zitiert:

„Liebestee" nach Messegué[24]

3 Prisen Bohnenkraut
1 Prise Orangenblüten
1 Prise Minze
Obige Kräuter mit $^1/_2$ l Wasser zubereiten „für 2 Tassen tête à tête".
Dieser Tee sei für lange Winterabende besonders geeignet ...
Kommentar: „Wer es nicht versucht, ist selber schuld."

TEIL 3

Essenzen und Tinkturen

Der einzige Maßstab für den Wert einer
Arznei ist ihr therapeutischer Erfolg.

Professor Dr. AUGUST BIER

1. ESSENZEN

Während Tinkturen aus Trockenpflanzen (= Drogen) stammen, sind Essenzen flüssige Vollauszüge aus *Frisch*pflanzen. Auch die aus Apotheken beziehbaren sogenannten homöopathischen Urtinkturen sind Essenzen, da sie nach dem homöopathischen Arzneibuch (HAB) aus Frischpflanzen hergestellt werden. Mit Hilfe verschiedener Maßnahmen, wie leichtem Anwelken, Gärenlassen, Erwärmen, unterschiedlichen Konzentrationen der Lösungsmittel und durch zusätzliche Bearbeitung des Preßrückstandes wird der Auszug an Wirkstoffen aus der Pflanze intensiviert. Der Vorteil der Essenz besteht im Gehalt an Frischpflanzenwerten und der angenehmen Einnahmeform in Tropfen.*

Zur Herstellung einer einfachen Essenz für den Hausgebrauch bedarf es keiner teuren technischen Geräte, keiner hohen oder tiefen Temperaturen, keines Hoch- oder Unterdruckes. Man braucht nur etwas *Geduld!* Die Natur macht es vor. In bewundernswerter Weise baut sich jede Heilpflanze im eigenen Laboratorium bedächtig, aber mit unerhörter Präzision ihre Wirk- und Inhaltsstoffe auf, bei normalem Druck, bei normaler Temperatur.

Was die Natur in ihrer schöpferischen Vielfalt so entstehen läßt, kann man behutsam erweichen (Mazeration), dann herauslösen (Extraktion) und konzentrieren (Perkolation) sowie durch Niederschlag klären (Sedimentation). Die so gewonnenen Essenzen sind unter normalen Verhältnissen bei Zimmertemperatur klar und vermitteln den feinen Duft und das volle Aroma der Frischpflanze. Sie sind biologisch hochaktiv und machen auch noch in der Flasche jahreszeitliche Reaktionen der Ursprungspflanzen mit. Essenzen sind allein durch ihren Wirkstoffgehalt ohne chemische oder Hitzekonservierung haltbar.

Zubereitung von einfachen Essenzen für den Hausgebrauch

Man gibt in ein weithalsiges, gut verschließbares Einsiedeglas mit Dichtung und Verschluß etwa 50 g der zerkleinerten Frischblüten- oder Frischpflanzenmasse. Sodann füllt man das Glas mit etwa 750 g eines etwa 40–45prozentigen Obstbrand- oder Kornschnapses und

---

* Nicht alle in diesem Buch angeführten Heilpflanzen sind in Form von Essenzen oder Urtinkturen überall beziehbar.
  Falls erwünschte Essenzen nicht erhältlich: *Auskünfte:* Dr. rer. nat. *Peter Kruletz,* A-9503 Villach, Postfach 5.

läßt es 14 Tage in verschlossenem Zustand an einem warmen dunklen Platz stehen. Dieser Ansatz ist täglich einmal gut durchzuschütteln. Danach filtriert man mit Kaffeefilter und füllt in dunkle Flaschen ab. Diese werden mit Etikette gekennzeichnet und auf einem vor Sonne geschützten Platz aufbewahrt. Die durchschnittliche Tagesdosis beträgt 3×20 Tropfen.*

Brennesselessenz
Am besten eignen sich junge, etwa 15–20 cm hohe Pflanzen. Auch die gewaschene Wurzel kann mitverwendet werden. Sie besitzt ergänzende Wirkung. Gesamtmenge 50 g auf 750 g 45 %igen Alkohol.

Schafgarbenessenz
Verwendet wird das obere Drittel der blühenden Pflanze, Herstellung laut obigem Schema.

Salbeiessenz
Verwendet werden Salbeiblätter *vor* der Blüte. Herstellung siehe oben.

Wermutessenz
Verwendet werden die Blätter *vor* der Blüte.

Johanniskrautessenz
Verwendet wird das obere Drittel der blühenden Pflanze.

Zinnkrautessenz
Verwendet wird das grüne Kraut.

Ringelblumenessenz
Verwendet werden die Randblüten.

Melissenessenz
Verwendet werden die Blätter *vor* der Blüte.

---

* Näheres in KRULETZ, P.: Giftfreie Alpenkräuter für Sie. 1982. Selbstverlag. A-9503 Postfach 5.

Arnikaessenz

Verwendet werden die Randblüten. Achtung auf die Dosierung: Innerlich 3 × 5 Tropfen verdünnt, äußerlich 1 : 5 verdünnt.

2. TINKTUREN

Tinkturen sind Auszüge aus *getrockneten* pflanzlichen (oder tierischen) Stoffen, die mit Hilfe alkoholischer Lösungen hergestellt werden. Es gibt Einzel- und zusammengesetzte Tinkturen. Angeführt seien:

A) Kalmustinktur (Tinctura calami)

1 Teil geschnittener Kalmuswurzeln wird mit 5 Teilen eines ca. 40–45prozentigen Alkohols (Obstbrand oder dergl.) übergossen und ist bei täglichem Schütteln durch 2 Wochen zimmerwarm aufzubewahren und danach zu filtrieren. Es entsteht eine goldbraune, mit Wasser ziemlich klare, gut mischbare Tinktur. Einzelheiten der Herstellung wie bei Essenzen. Kalmus ist ein hervorragendes Magen- und Verdauungsmittel (siehe Magenkuren).

Anwendung
Vor und nach jeder Mahlzeit je 12 Tropfen.

B) Lebensessenz oder Schwedenbittertinktur

Schon vor 1700 gab es ein „Elixir ad longam vitam", ein „Elixier für langes Leben". Es war eine aus Bitterkräutern zusammengesetzte „Tinctura amara", d.h. ein Bittertonikum, mit allen Vorzügen der Bitterwirkstoffe. Wegen seiner vorzüglichen und vielseitigen Wirkungen wurde es als „Tinctura sacra", als „heilige Tinktur" berühmt. Später erhielt es, da es in verschiedenen Ländern in einigen Abwandlungen überliefert wurde, auch die Bezeichnung Lebensessenz oder Augsburger- oder Schwedenbitter. Die ursprünglichen Namen lassen erkennen, daß das Elixier als Arkanum, also nahezu als Wunder- und Universalmittel gegolten hat. Tatsächlich handelt es sich um eine außergewöhnlich glückliche Kombination von einander ergänzenden tonisierenden, bitteren, verdauungsfördernden, entzündungshemmenden und funktionssteigernden Heildrogen, deren Zusammenspiel (Synergismus) eine staunenswerte Vielfalt von sinnvollen Anwendungsmöglichkeiten bietet. Heute führt fast jede Apotheke ein solches Elixier, das allerdings je nach Überlieferung einige Unterschiede aufweist. Da sich die Mehrzahl auf verschiedene schwedische Quellen bezieht, reichen die Namen von „Original-Schwedenbitter" über „Apotheker X's Schwedenkräuter" bis „Schwedentrunk", „Crancampo", „Schwedenelixier", „Schwedenjörg" usw.

Die Wirkkomponenten sind: verdauungs- und drüsenanregend, entgiftend, tonisierend, blutreinigend, blutbildend, zirkulationsanregend, abwehrkraftsteigernd, zusammenziehend und gewebestraffend.

Während die „Bestseller" in der Pharma-Industrie, die sogenannten Miracle-drugs, die Wundermittel, heute meist nur eine gute Laufzeit von wenigen Jahren besitzen, um dann schon als überholt zu gelten, hat sich die „Lebensessenz" schon über 300 Jahre bewährt und erweist sich auch heute noch als hervorragende Arznei und als begehrtes Mittel „ad longam vitam", für ein langes Leben. Anschließend ein klassisches Rezept*:

---

* Rezept nach Dr. SAMST, zit. aus TREBEN[17].

Lebensessenz oder Schwedenbittertinktur

Aloe	20 g	– in geringer Dosierung appetitanregend, tonisierend, gutes Bittermittel;
Myrrhenharz	10 g	– entzündungswidrig, wundheilend;
Safran (oder Ringelblumen-Randblüten)	2 g	– nervenkräftigend, krampflösend;
Sennesblätter	10 g	– Dickdarmperistaltik anregend;
Eschenmanna	10 g	– mild darmanregend, dickdarmwirksam;
Eberwurzwurzel	10 g	– hormonell aktivierend, Stoffwechsel anregend;
Engelwurzwurzel	10 g	– kräftigend auf Verdauungs-, Nieren- und Frauenorgane;
Kampfer*	10 g	– kreislaufanregend, durchblutungsfördernd;
Zittwerwurzel	10 g	– aromatisches Bittermittel, verdauungsstärkend;
Theriak	10 g	– verschiedene Bitterstoffe.

Herstellung

Obige rund 100 g Drogen werden mit $1^1/_2$ l etwa 40prozentigem Korn- oder Obstschnaps in einer breithalsigen Zweiliterflasche angesetzt und 14 Tage an einem warmen dunklen Platz (Ofen- oder Heizkörpernähe) stehen gelassen (= mazeriert). Dabei ist täglich gut zu schütteln. Danach ist die klare Flüssigkeit in kleine Flaschen umzufüllen und darf schon verwendet werden. Den Rest des Ansatzes kann man langfristig für spätere Verwendung stehen lassen (er wird dadurch noch wirksamer), oder man kann ihn gleich nochmals

---

*Nur Kampfer aus Kampferbaum verwenden.

mit 1$^1/_2$ l Schnaps übergießen, wieder 2 Wochen mazerieren lassen, filtrieren (Kaffeefilter) und mit dem 1. Abguß mischen, abfüllen, etikettieren und dunkel aufbewahren.

Anwendung

1–3 × 1 TL auf $^1/_2$ Glas Wasser oder Kräutertee, kleinschluckweise. Äußere Anwendung wie bei Bitterelixier-individual.

C) Bitterelixier-individual*

Diese Tinktur besitzt verwandte Bezüge zum Schwedenbitter, bietet aber den Vorteil, individueller auf die therapeutischen Bedürfnisse des einzelnen einzugehen. Sie setzt sich aus 2 Teilen zusammen:
a) der allgemeinen Grundmischung und
b) der individuellen Beifügung.

a) die allgemeine Grundmischung

Enzian	20 g	– stark tonisierendes Bittermittel mit Herzwirkung;
Bitterklee	10 g	– magen-, verdauungs- und nervenkräftigend;
Wermut	10 g	– Kardinal-Verdauungsmittel, Leber, Galle, Pankreas, Säfteproduktion anregend;
Rhabarber	20 g	– darmanregendes Stoffwechselmittel;
Anis	10 g	– blähungswidrig, darmreinigend, desinfizierend;
Vanille	2 Schoten	– drüsenfunktionsverbessernd.

---

* Über dessen Wirksamkeit besteht von seiten der Verfasser reichhaltige positive Erfahrung.

b) die individuelle Beifügung

Diese ist je nach persönlichem Bedarf auszuwählen und der sehr bitteren Grundmischung in der Menge von 30–60 g beizufügen. In Betracht kommen dafür beispielshalber:

• *zur Nervenanregung*

Engelwurzwurzel	(Radix Angelicae) als anregendes Nerven- und Frauenmittel (10 g).
Meisterwurzwurzel	(Radix Imperatoriae) als anregendes Nerven- und Männermittel (10 g).
Ingwer	(Radix Zingiberis) als stark belebendes Nerventonikum (–5 g)

• *zur Verdauungskräftigung*

Benediktenkraut	als verdauungsanregendes, aromatisches und Bittermittel.
Tausendgüldenkraut	wie oben, besonders bei üppigen Essern.
Kalmuswurzel	als magenstärkendes Bittermittel bei Asthenikern. (Dosis jeder dieser Drogen nicht über je 10 g.)

• *zur Unterstützung der Darmentleerung*

Faulbaumrinde	als peristaltikanregendes Mittel (–20 g).
Sennesblätter	als dickdarmanregendes Mittel (–20 g).

- *zur Darmentgiftung, Blähungsbeseitigung*

Fenchel	als entblähendes, desinfizierendes, gärungswidriges Mittel.
Kümmel	als blähungswidriges, verdauungsunterstützendes Mittel.
Majoran	als windtreibendes, krampflösendes Verdauungsmittel (von den obigen Drogen je 10 g verwendbar).
Muskatblüte	(Flos Macidis) als Verdauungssäfte anregendes Mittel (–5 g).

- *zur allgemeinen Funktionsverbesserung, Fiterhaltung im Alter*

Arnika	als Herz- und Kreislauftonikum (nur 5 g).
Rosmarin	als nervenkräftigendes Anregungsmittel (10 g).
Eberwurzwurzel	zur Anhebung der männlichen Kraft (10 g).
Orangenschalen	(ungespritzt) als anregendes, entgiftendes Magen-Darmmittel (10 g).

- *zur Wirkungssteigerung bei äußeren Anwendungen*

Blutwurz	als blutstillendes, entzündungshemmendes, gewebestraffendes, zusammenziehendes Mittel (10 g).
Walnuß	als haut- und schleimhautkräftigendes, entzündungshemmendes, straffendes Mittel (10 g).
Eichenrinde	wie oben.
Weidenrinde	als entzündungswidriges, gewebestraffendes Mittel (10 g).

Zubereitung

Die Drogen der Grundmischung und der individuellen Beifügung (beides insgesamt 100–130 g) werden mit $1^1/_2$ l Schnaps wie die Schwedenbittertinktur zubereitet.

Anwendung

Innerlich. Wie Schwedenbitter.

Äußere Anwendung

In vielen Fällen ist die Kombination der inneren Einnahme mit der äußeren Anwendung günstig. Dafür ist das Bitterelixier-individual für äußere Anwendung am wirksamsten.

Umschläge kann man überall auf schmerzende Körperstellen machen, auf kranke Gelenke, bei Kreuzschmerzen, Hexenschuß, Bauchschmerzen, Kopfschmerzen (über Stirne oder im Nacken), über die Augen, auf die Nierengegend. Bei Schlafstörungen auf Lebergegend oder Herzgegend, bei Prellungen, Verstauchungen, Schleimbeutelentzündungen, bei Stichen von giftigen Insekten, Wespen, Hornissen usw. Als Erste Hilfe möglichst rasch Umschlag machen!

Durchführung von Umschlägen

Zunächst fettet man die vorgesehene Hautgegend mit einer Hautcreme leicht ein, feuchtet Watte oder Zellstoff oder ein dünnes Leinentuch gut mit dem Elixier an und legt dies auf die kranke Stelle. Darüber kommt ein abdichtender Plastikfleck, darauf ein Flanelltuch und/oder eine Binde zum Fixieren. Bei geeigneten Umschlagstellen läßt sich noch eine heiße Wärmeflasche darauflegen (z. B. auf den Bauch) oder daruntergeben (z. B. unter das Kreuz). Empfindliche Haut anschließend mit Hautpuder bestreuen.

Dauer

Am besten über Nacht. Ansonsten je nach Verträglichkeit, mindestens 2 Stunden.

* * *

Anschriften der Verfasser:

Medizinalrat Dr. Erich Rauch,
Gesundheitszentrum am Wörthersee,
A-9082 Maria Wörth-Dellach

Dr. rer. nat. Peter Kruletz,
Arnulfweg 12,
A-9500 Villach

Literatur

[1] RAUCH, E.: Die Darmreinigung nach F. X. MAYR. 35. Aufl. Karl F. Haug Verlag. Heidelberg 1984.

[2] RAUCH, E.: Blut- und Säftereinigung. 17. verb. Aufl. Karl F. Haug Verlag. Heidelberg 1985.

[3] KÜNZLE, J.: Chrut und Uchrut. Kräuterpfarrer Künzle AG. Minusio.

[4] KRULETZ, P.: Giftfreie Alpenkräuter für Sie. Selbstverlag. A-9503 Villach.

[5] PUMPE, H.: Die 12 wichtigsten Heilkräuter. Bad Wörishofen. Kneipp-Verlag.

[6] WEISS, R. F.: Moderne Pflanzenheilkunde. Bad Wörishofen. Kneipp-Verlag.

[7] SCHMIDSBERGER, P.: Knaurs Buch der Heilpflanzen. Melsungen. Neumann-Neudamm.

[8] MESSEGUE, M.: Von Menschen und Pflanzen. Wien. Molden.

[9] RAUCH, E.: Heilung der Erkältungs- u. Infektionskrankheiten durch natürliche Behandlung. 13. Aufl. Karl F. Haug Verlag. Heidelberg 1984.

[10] BRAUCHLE: Naturheilkunde des prakt. Arztes. Stuttgart. Hippokrates.

[11] BECKER-FÖRSTER: Phytotherapie. Verlag für Medizin Dr. Mertinat. München 1984.

[12] ASCHNER, B.: Technik d. Konstitutionstherapie. 6. Auflage. Karl F. Haug Verlag. Heidelberg 1984.

[13] RAUCH, E.: Autosuggestion und Heilung. 4. Auflage. Karl F. Haug Verlag. Heidelberg 1985.

[14] SCHOELER, H.: Homöopathisches Repetitorium. Dortmund. Dtsch. Homöop. Union.

[15] RAUCH-MAYR: Milde Ableitungsdiät. 8. Auflage. Karl F. Haug Verlag 1985.

[16] GÄBLER, H.: Arzneipflanzen. München. Müller und Steinicke.

[17] TREBEN, M.: Gesundheit aus der Apotheke Gottes. Steyr. Ennsthaler.

[18] ZEITSCHRIFT F. PHYTOTHERAPIE: 1 (1984). Verlag für Medizin. Dr. Mertinat. München.

[19] MADAUS, G.: Lehrbuch d. biologischen Heilmittel. Leipzig. Thieme.

[20] WENDT, L.: Die Wendt-Theorie u. -therapie. Eigenverlag. Frankfurt/M. WENDT, L.: Die Eiweißspeicher-Krankheiten. Karl F. Haug Verlag. Heidelberg 1984.

[21] SCHELLER, E. F.: Langlebigkeit durch Paracelsus-Arzneien. 2. erw. Auflage. Karl F. Haug Verlag. Heidelberg 1979.

[22] WEISS, R. F.: Lehrbuch der Phytotherapie. Stuttgart. Hippokrates.

[23] IZZOS, E. C.: Liebe geht durch den Magen. Wien – Berlin. Neff.

[24] MESSEGUE, M.: Lernen wir wieder zu lieben. Wien. Molden.

[25] BÄSSLER, F. A.: Heilpflanzen. Melsungen. Neumann-Neudamm.

[26] GABRIEL, J.: Die farbige Kräuterfibel. Niedernhausen/Ts. Falken.

[27] JARETZKY-GEITH: Die deutschen Heilpflanzen. Stuttgart. Dtsch. Apoth. Verlag.

[28] GEIGER, F.: Bewährte Heilkräuter-Rezepte. Neckarsulm. Jungjohann.

[29] LASSEL, M.: Kräutergold-Gesundheitskräuter. Kolbermoor/Obb. Lassel.

[30] BÄCKER-LUKASS: Der Kräutergarten. Berlin. Nordland.

[31] BÖHMIG, U.: Entschlackungs- u. Entgiftungskuren. Wien. Orac.

[32] KÖLBL, K.: Kräuterfibel. Grünwald/München. Eigenverlag.

[33] FLACH, G.: Rezeptschatzkästlein. Freiburg/Br. Hermann Bauer.

[34] REGER, K. H.: Hildegard Medizin. München. Goldmann.

[35] SIMONIS, W. CH.: Die einkeimblättr. Heilpflanzen. Karl F. Haug Verlag. 1965.

[36] HERTZKA, G.: So heilt Gott. Stein
a. Rhein. Christiana.
[37] GRANDEL, F.: Zündstoff f. d. Organismus. München. Desch.
[38] KOHLHAUPT, P.: Mittelmeer-Flora.
Bozen. Athesia.
[39] GÄBLER, H.: Das Buch von den heilenden Kräutern. München. Kristall.

[40] GUERIN-GUYOT: Mein Kräutergarten
auf d. Balkon. Wien. Molden.
[41] JARETZKY, R.: Lehrbuch der Pharma-
kognosie. Braunschweig. F. Vieh-
weg.
[42] HEGI, G.: Illustr. Flora von Mitteleuro-
pa. Wien. A. Pichlers.

Liste der Teemischungen

Name	In Klammern Nummer der Mischung

Aknetee (36) S. 189
Anämie-Tee (4) S. 47
Antidepressionstee (28) S. 175
Augentee (33) S. 184

Beindurchblutungstee (47) S. 208
Beinödemtee (48) S. 209
Bettnässertee (29) S. 176
Bronchialtee akut (18) S. 155
Bronchialtee chronisch (19) S. 160

Ekzemtee akut (35) S. 188
Ekzemtee chronisch (38) S. 191

Frühstückstee 1 (1) S. 32
Frühstückstee 2 (2) S. 32
Furunkulose-Tee (37) S. 190

Gedächtnisschwächetee (50) S. 223
Gefäßpflegetee (53) S. 225
Gemütsaufhellender Tee (51) S. 224
Gynäkologischer Funktionstee (20) S. 164

Haarkur-Tee (40) S. 195
Haustee (3) S. 32

Infekttee (5) S. 66

Kieselkräuter-Tee (34) S. 187
Klimaxtee (24) S. 169
Krampfadertee (45) S. 204
Krampflöser-Tee (13) S. 117

Leberglättertee (10) S. 98

Magenbittertee (8) S. 80
Magenheiltee stark (9) S. 89
Magenwohl-Tee (7) S. 75
Migräne-Nerventee (30) S. 178
Migräne-Nierentee (31) S. 179
Migräne-Verdauungstee (32) S. 179

Nervenberuhigender Tee (26) S. 171
Nervenkräftigender Tee (25) S. 171
Nervenwurzeltee (43) S. 199

Psoriasis-Tee (39) S. 192

Regelfördernder Tee (21) S. 165
Regelmildernder Tee (22) S. 165
Rheuma-Ausscheidungstee (41) S. 197
Rheuma-Gewebeaufbautee (42) S. 198

Schlaffördernder Tee (27) S. 172
Schwindeltee (52) S. 224
Schwitztee (6) S. 68
Senioren-Fit-Tee (54) S. 226
Stilltee (23) S. 168
Stoffwechseltee (12) S. 112

Ulcus cruris Tee (49) S. 210
Unterdruck-Tee (17) S. 146

Venenentzündungstee (46) S. 205
Vier-wässertee (14) S. 131
Vier-windetee (11) S. 111
Vorstehertee (15) S. 136

Weichteilentschlackungstee (44) S. 200
Weißdorn-Mistelkombination (16) S. 141

Stichwortverzeichnis

Abstillen 56, 168
Abszesse 87, 191, 215
Abwehrsteigerung 43, 49, 60, 61, 65, 98, 108, 144, 151, 156, 158, 235
Akne 45, 158, 163, 189
Alkoholmißbrauch 93, 177
Allergie 46, 57, 220
Anämie siehe Blutarmut
Angina 56, 57, 214
Aphten 59, 190
Appetitlosigkeit 56, 73, 82, 97, 104, 158, 176
Arterienverkalkung 65, 124, 140, 141, 144, 225
Arthrosen (Gelenkleiden) 45, 52, 88, 130, 149, 197, 240
Asthma 74, 152, 158
Augen 43, 72, 128, 144, 181, 182, 183, 206
Ausfluß 128, 129, 163, 167
Ausschläge (Ekzeme) 46, 94, 118, 124, 128, 130, 156, 188, 191

Bänderschwäche 82, 88, 167
Bandscheiben 88, 129, 216
Bauchspeicheldrüse 52, 79, 97, 99, 237
Beingeschwüre 85, 208, 210, 211
Beinhautentzündung 86, 221
Bettnässen 130, 176
Bißwunden 221
Blähungen 56, 72, 73, 79, 95, 111, 121, 144, 153, 237
Blasenerkrankungen 52, 72, 82, 121, 127, 129, 130
Blutarmut 43, 45, 81, 108, 158, 236
Blutdruck 65, 138, 139, 140, 143, 146, 147, 208
Bluterguß 88, 213, 221
Blutstillung 43, 95, 128, 214
Brechreiz 73, 76
Bronchien 43, 49, 56, 66, 127, 152, 154, 156, 157, 158
Brustdrüse 85, 166, 208

Darmtätigkeit siehe Verdauungsstörungen
Depressionen 106, 164, 168, 173, 175
Diabetes siehe Zuckerkrankheit

Durchblutungsstörungen 45, 65, 144, 147, 149, 182, 206, 207
Durchfälle 56, 59, 72, 112, 158

Eisenmangel siehe Blutarmut
Eiweißverdauung 50, 65, 105, 144
Ekzem siehe Ausschläge
Erfrierungen 189, 213
Erkältungen 56, 67, 97, 154
Erschöpfung siehe Schwächezustand

Fermente 79, 97, 106, 111
Furunkel 87, 156, 187, 189, 191
Fußpilz 87

Galle 50, 72, 73, 92, 94, 97, 107, 237
Gedächtnisschwäche 79, 124, 223
Gelenkleiden siehe Arthrosen
Geschwüre 85, 210, 215, 217
Getreideunverträglichkeit 82
Gicht siehe rheumat.-gicht. Erkrankungen
Grippe 49, 56, 66, 97, 154

Haare 43, 46, 125, 126, 128, 194, 195, 196
Hämorrhoiden 75, 89, 96, 115, 116, 117, 182, 190, 216
Halsentzündung 56, 57, 59, 60, 66, 250
Hammerzehe 198, 216
Harnausscheidung 94, 120, 122, 123, 124, 126, 130, 187
Hautleiden 43, 49, 52, 60, 124, 126, 128, 130, 156, 163, 187, 189
Heiserkeit 57, 62, 158, 214
Herz 76, 138, 140, 143, 172, 209, 214, 223
Heuschnupfen 45, 47
Hexenschuß 52, 174
Hodenentzündung 134, 136
Hühneraugen 86
Husten siehe Bronchien

Infektanfälligkeit 46, 60, 61, 64, 68, 97, 154
Insektenstiche 57, 211
Ischias 50, 174, 199

Juckreiz 52, 124, 190, 219

Kehlkopfentzündung 72, 154
Klimakterium 96, 165, 168, 169

Knochenverletzungen 88, 89, 214
Konzentrationsschwäche 147, 148, 223
Kopfgrind 60, 61, 194
Kopfschmerz 93, 106, 140, 172, 208, 237
Krämpfe 74, 79, 115, 117, 122, 163
Krampfadern 86, 93, 96, 174, 182, 204, 206, 214
Kreuzschmerzen 129, 163

Leber-Galleleiden 50, 52, 79, 81, 85, 92, 94, 95, 97, 104, 106
Lunge 53, 127, 160
Lymphstauungen 61, 85, 191
Lymphknotenschwellungen 56, 60, 85, 174, 207

Magen-Darmgeschwüre 85, 88, 90
Magen-Darmstörungen 56, 59, 72, 73, 76, 79, 81, 97, 106, 121, 147, 153, 158, 183, 234
Magensaft 79, 82, 97, 109, 183
Magensenkung siehe Senkmagen
Mandelentzündung 56, 59, 60, 66, 214
Mastdarmleiden 115, 190
Migräne 79, 94, 108, 121, 178, 179, 208
Milchschorf 60, 188
Mittelohrentzündung 60
Mundgeruch 56, 83, 97, 147
Muskelverletzungen 219, 221

Nägel 88, 128, 185
Narben 85, 86, 213
Nasenbluten 128
Nebenhöhlen 60, 154
Nerven 43, 72, 76, 79, 171, 172, 176, 199, 213
Nervenverletzungen 173, 213, 221
Nesselsucht 45
Nikotinentwöhnung 83, 177, 206
Nieren- und Blasenerkrankungen 45, 52, 74, 94, 120, 121, 122, 127, 130, 187, 240
Nierensandkur 123, 130

Parodontose siehe Zahnfleisch
Periodenstörungen 56, 74, 95, 147, 162–170, 182
Prostataleiden 46, 129, 130, 133, 134, 136, 137
Prüfungsangst 172, 176

Rheumatisch-gichtische Erkrankungen 45, 52, 94, 124, 125, 126, 127, 128, 130, 134, 156, 197, 200, 216

Schlaf 76, 140, 169, 171–173, 240
Schleimbeutel 88, 240
Schnupfen 53, 60, 66, 68, 72, 154
Schulversagen 147, 149, 172
Schuppenflechte 94, 124, 156, 192
Schwächezustand 56, 97, 106, 148, 158, 226
Schwangerschaft 158, 166, 167
Schweiß 56, 68, 104, 121, 122, 190
Schwindel 95, 140, 150, 224
Sehnenscheiden 88, 216
Senkmagen 79, 82, 90, 106
Sodbrennen 79, 81, 95, 104, 144, 156, 183
Sonnenbrand 174, 213, 218, 221
Spreizfuß 216
Stillen 158, 188, 208
Strahlenschäden 86, 93, 215, 219
Süßigkeitsverlangen 97, 106

Tennisarm 149, 216

Unruhe siehe Nerven
Unterleibsentzündung 96, 129, 164
Unterleibskrämpfe 74, 95, 162–170, 205
Unterleibsschwäche 81, 85, 95, 148, 164
Unterschenkelgeschwür 86, 88, 189, 205, 208, 210, 211

Venenmittel 43, 81, 93, 96, 106, 116, 182, 205, 206, 214, 216, 221
Verbrennungen 87, 174, 190, 213, 221
Verdauungsstörungen 43, 49, 65, 74, 81, 95, 96, 97, 103, 104, 111, 112, 144, 156, 157
Vergeßlichkeit siehe Gedächtnisschwäche
Verschleimung 56, 57, 67
Verstauchung 88, 214, 220, 240

Warzen 86, 216
Wassertreiber 44, 122, 124, 209, 212
Weichteilrheuma 134, 197–203, 221
Weißfluß siehe Ausfluß
Wunden 72, 85, 86, 88, 174, 213–221

Zähne 55, 60, 83
Zahnfleisch 56, 59, 60, 61 ff., 83
Zuckerkrankheit 56, 99, 144
Zwölffingerdarmgeschwür 85, 88, 90

Naturgemäße Gesundung und Gesunderhaltung

Vorbeugen und heilen mit den Büchern von Medizinalrat Dr. med. Erich Rauch

Die Darmreinigung
nach Dr. med. F. X. Mayr
Von Medizinalrat Dr. med. Erich Rauch
35. Auflage
103 Seiten, 15 Abbildungen, 2 Tabellen
kart. mit mehrfarb. Umschlag DM 15,–

Blut- und Säfte-Reinigung
Milde Ableitungskur
Von Medizinalrat Dr. med. Erich Rauch
17. verbesserte Auflage
169 Seiten, 16 Abbildungen, darunter 8 Farbtafeln
kart. mit 2farb. Umschlag, DM 24,–

Milde Ableitungsdiät
Kochrezepte der „Milden Ableitungskur"
Richtlinien für gesündere Ernährung
Von Medizinalrat Dr. med. Erich Rauch und
Dipl.-Diät-Küchenmeister Peter Mayr
8. Auflage
172 Seiten, 6 Abbildungen, 1 Farbtafel, mit 16 vierfarbigen
Tellergerichten, kart. mit 3farb. Umschlag, DM 28,–

Diagnostik nach F. X. Mayr
Kriterien des Krankheitsvorfeldes, der Gesundheit und Krankheit

Von Medizinalrat Dr. med. Erich Rauch
5. Auflage
151 Seiten, 38 Abbildungen, 13 Fotoabbildungen
kart. mit 2farb. Umschlag, DM 28,–

Autosuggestion und Heilung
Die innere Selbst-Mithilfe

Von Medizinalrat Dr. med. Erich Rauch
4. verbesserte und erweiterte Auflage
213 Seiten, mit 6 verschiedenfarbigen Suggestionskärtchen,
kart. mit 2farb. Umschlag, DM 45,–

Anleitungsheft für Autosuggestion
10 Selbsthilfe-Übungen

Von Medizinalrat Dr. med. Erich Rauch
3. Auflage
48 Seiten, kart. mit 2farb. Umschlag, DM 10,–

Heilung der Erkältungs- und Infektions-krankheiten durch natürliche Behandlung

Von Medizinalrat Dr. med. Erich Rauch
13. Auflage
84 Seiten, 10 Abbildungen, kart. mit 2farb. Umschlag, DM 14,–

Heilkräuterkuren
Aus dem Schatz der Naturmedizin

Von Medizinalrat Dr. med. Erich Rauch und
Dr. rer. nat. Peter Kruletz
246 Seiten, 50 Abbildungen
mehrfarbiger folienüberzogener Umschlag, DM 35,–